肩《けん》甲《こう》骨《こつ》が硬いと、

だるい、疲れが取れない、眠れない、
血圧が高くなる、肩や腰が痛い、やる気が起きないなど、
体のさまざまな不調につながります。

肩甲骨と不調？　どうしてだと思いますか？

それは、肩甲骨の状態が、
私たちが生きるために欠かせない
「呼吸」と深く関係している
からです。

まずは、あなたの肩甲骨の状態をチェックしてみましょう。

後ろで両手を組んで腕を60度以上引き上げられますか？

背中で両手を合わせられますか？

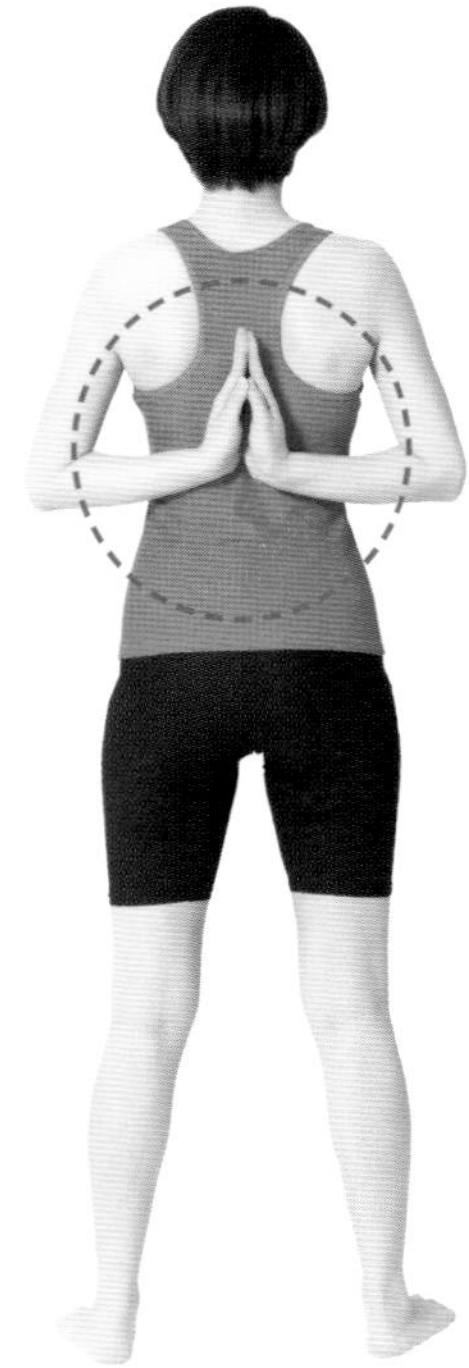

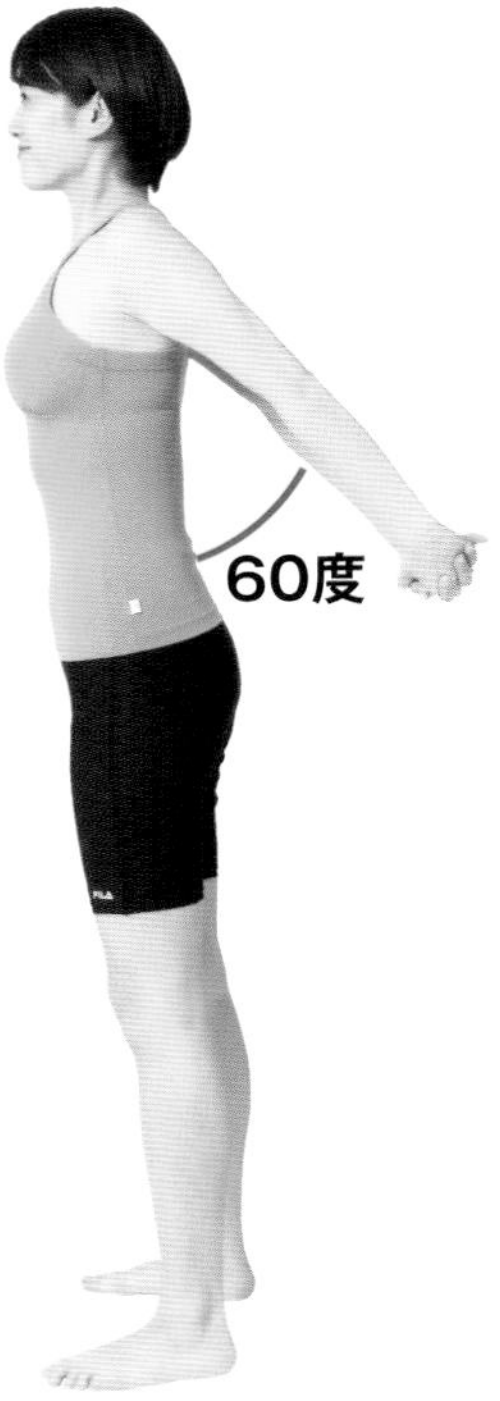

両手のひらとひじをくっつけてひじが鼻の高さまで上げられますか?

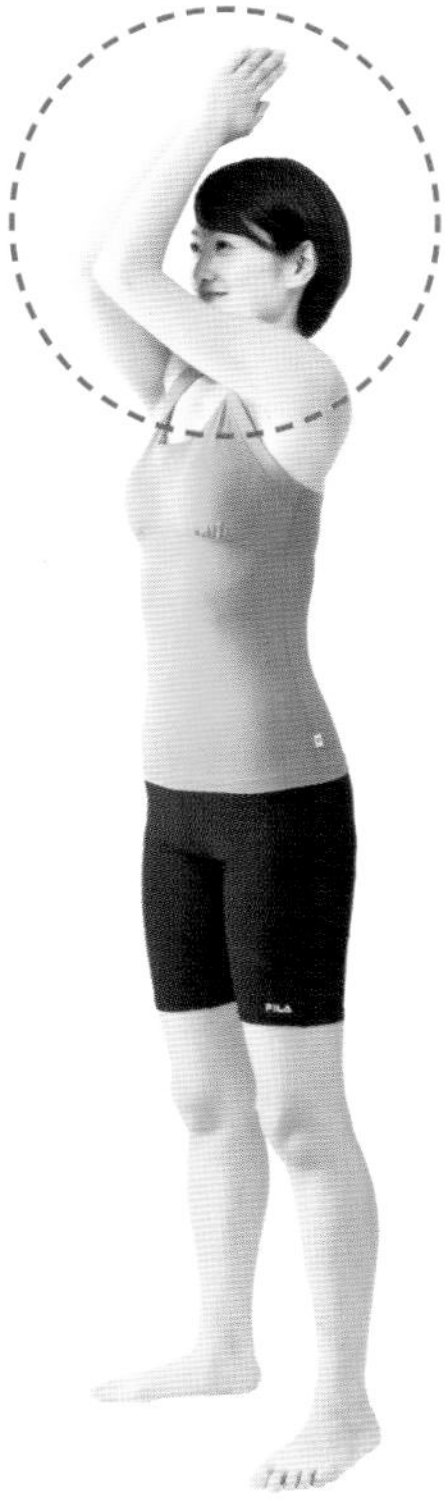

できなかった人は、かなり肩甲骨が硬くなっています。

そして、あなたの呼吸が、浅くなっている可能性があります。

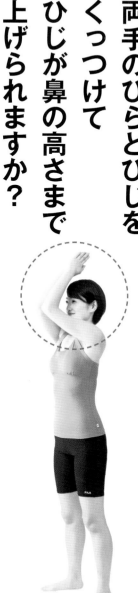

それでは、あなたの呼吸をチェックしてみましょう。

鼻から息を吐いたら、
息を止めてみてください。
30秒間息を止められますか？

30秒以下の人は×。
呼吸が浅くなっています。

40秒以上の人は◎。
深い呼吸ができています。

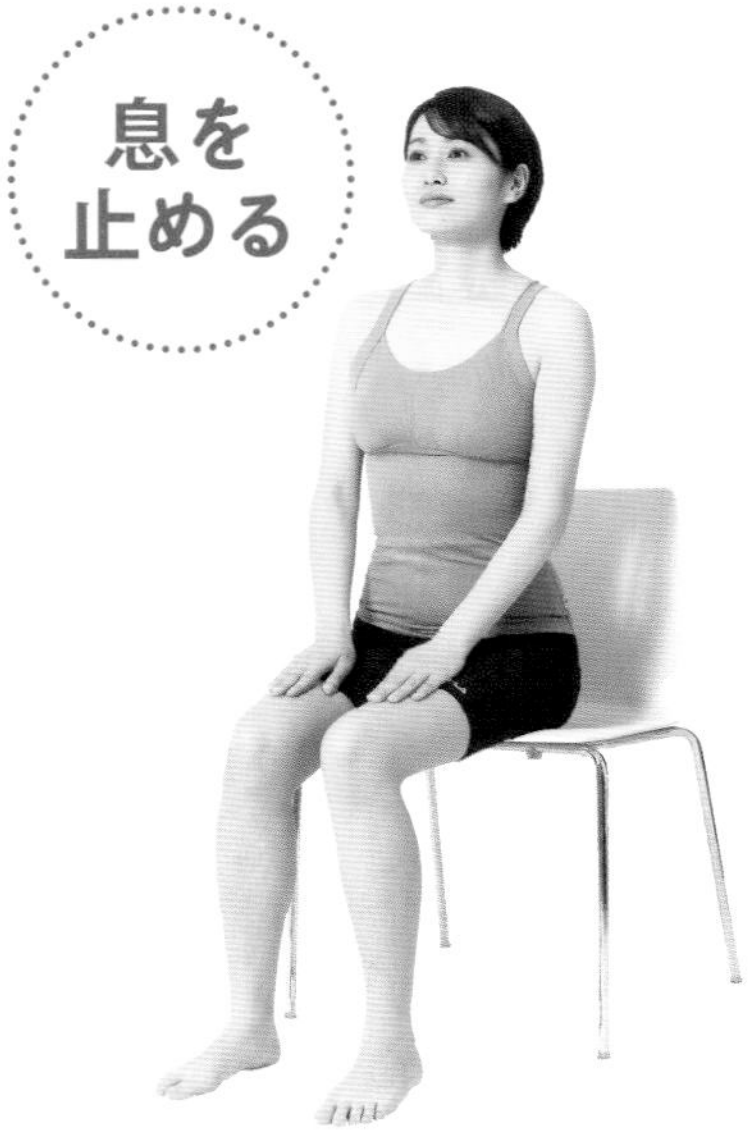

それでは、以下の項目がいくつ該当しますか？

☐ 気がつくと、口があいていることが多い。
☐ 朝起きたときに、のどが渇いている。
☐ のどや口が乾きやすい。
☐ 口臭が気になる。
☐ いびきや歯ぎしりをする。
☐ 唇が乾いて、荒れやすい。
☐ くちゃくちゃと音を立てながら食事をする。
☐ カゼを引きやすい。

３つ以上当てはまる場合は、
呼吸が浅くなりやすい口呼吸をしている可能性があります。

肩甲骨が硬くなると、呼吸が浅くなります。
なぜなら、背中が丸くなって前かがみの姿勢になり、
横隔膜の動きが制限されるようになるからです。

呼吸が浅いからといって、
日常生活ができなくなるほど息苦しくなるわけではありませんが、
浅い呼吸は、私たちの体をどんどん蝕んでいくことになります。
体がだるい、重い、疲れが取れないといった不定愁訴が続くのも、
血圧が高い、血糖値が高い、おなかまわりの脂肪が取れないのも、
肩がこる、腰が痛い、体が冷えるのも、
ぐっすり眠れない、おなかの調子が悪いのも……、
すべて、浅い呼吸から引き起こされている可能性があるからです。

呼吸が浅くなると、
体中の細胞が酸欠状態になります。
交感神経が刺激されて自律神経が乱れます。
体をサビつかせる活性酸素が増えます。
体のあちこちに不調が現れてくるのは必然なのです。

もとをたどれば、あらゆる不調の元凶は、
ガチガチに硬くなっている肩甲骨。
だから、**「肩甲骨リセット」**。

肩甲骨をほぐして、
病気を遠ざける呼吸を取り戻しましょう。

「肩甲骨リセット」は、
硬くなっている肩甲骨をほぐし、
動きが悪くなっている横隔膜をよみがえらせる健康法です。

毎日1種類の**肩甲骨をほぐすストレッチ（1回30秒以内）と、**
1回30秒でできる呼吸トレーニングを続けることで、
いつまでもやわらかい肩甲骨を維持し、
体中の細胞が元気になる呼吸を身につけることができます。

肩甲骨をほぐすストレッチは、
肩甲骨をまんべんなくほぐせるように全部で6種類あります。
1日1種類を選んで実践するようにしましょう。

肩甲骨をまんべんなくほぐす「肩甲骨ほぐし」

肩甲骨ほぐし 1

ぐーっと肩甲骨開き

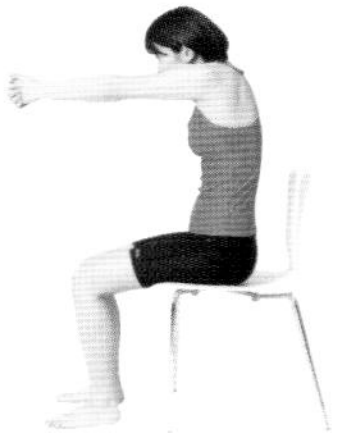

肩甲骨ほぐし 2

肩甲骨を前後にクルクル

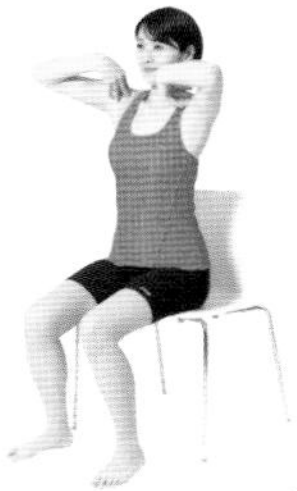

肩甲骨ほぐし 3

肩甲骨をつかんでクルクル

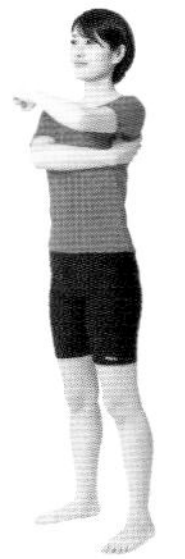

肩甲骨ほぐし 4

タオルでプルダウン

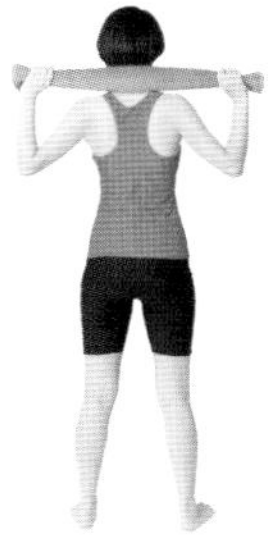

肩甲骨ほぐし 5

エアでローイング

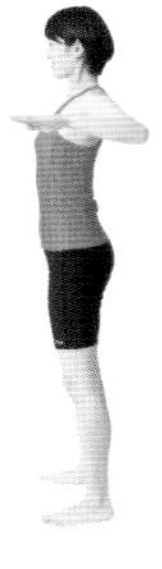

肩甲骨ほぐし 6

コーナー壁押し

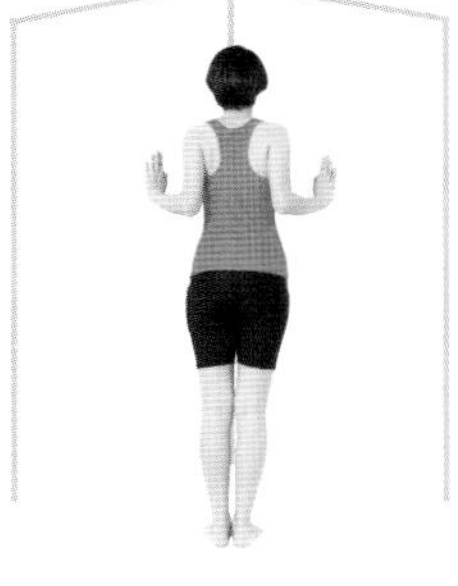

詳細は48ページ~

横隔膜をよみがえらせる呼吸トレーニングは、
4秒かけて息を吸って、4秒間止めて、
8秒かけて息を吐き出す、**「4・4・8呼吸法」**。

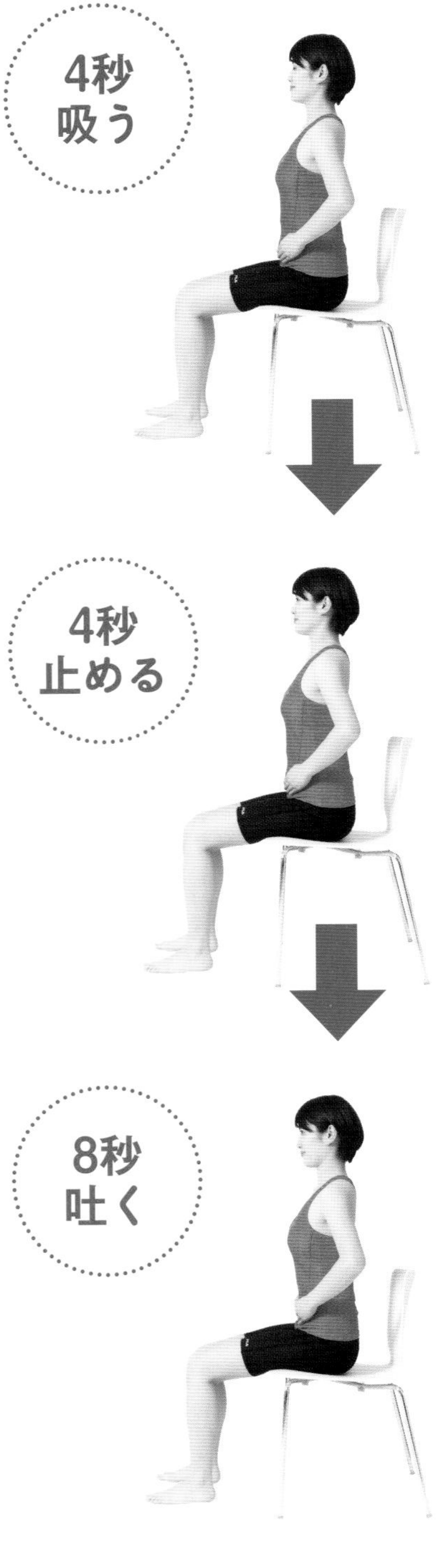

詳細は60ページ～

肩甲骨をほぐすストレッチは、どの種類も1回30秒以内。
3セット行っても、90秒もかかりません。
呼吸トレーニングも、1回30秒。3セットでも90秒。
つまり、**「肩甲骨リセット」は1日3分以内の健康法**です。
もちろん、誰にでもできる簡単なものです。

肩甲骨が硬くなっていることを気にする人は、ほとんどいないと思います。
そもそも、硬くなっていることに気づいていない人も多いでしょう。
しかし、**あなたの体の不調の原因は、**
もしかすると、その肩甲骨かもしれません。

早速「肩甲骨リセット」で、気になる不調を解消しましょう。

「肩甲骨リセット」体験者からの感謝の声！

体重－6キロ、高かった血圧も正常値に

「肩甲骨リセット」を始めて２カ月。体重が－６キロ。血圧も162/115から128/82まで下がりました。決まった時間ではなく、仕事の合間などすきま時間にできるので無理なく今後も続けられそうです。

(H.A 54歳男性)

階段の上り下りがらくに！体が軽くなりました！

体が硬くてできるかな？と思って始めた「肩甲骨リセット」。最初の１週間は少しきつかったのですが、どんどん肩甲骨まわりがやわらかくなってきたのを実感できました。続けていると階段の上り下りがらくになり、歩いていてもつまずかなくなり、体が軽くなったのを実感しています。

(S.T 70歳女性)

すきま時間に実践！悩んでいた頭痛が改善！

スマートフォンのやりすぎなのか、ネコ背を指摘されることが多く、「肩甲骨リセット」を始めました。テレビを見ながらや、ちょっとした待ち時間でもできるので、すきま時間を利用して行っています。ネコ背も解消されつつあるのと首と肩のこりの解消、そして悩んでいた頭痛もよくなってきました。

(M.A 49歳女性)

便秘が改善され、毎朝のトイレが楽しみに

体重は標準体重なのですが、長年便秘と冷え性に悩んでいました。「肩甲骨リセット」を続けると体がポカポカしてきて今年の冬はカゼを引きませんでした。また便秘も改善。毎朝トイレに行くのが楽しみになりました。

(K.A 63 歳女性)

肩こり、目の疲れ、ドライアイが改善

コロナ禍で在宅ワークが増え、肩こりがひどくなっていました。姿勢も悪くなったと指摘されたのですが、毎日1種類の「肩甲骨ほぐし」と呼吸法のセットで肩の痛みがらくに。目の疲れ、ドライアイも改善された気がします。

(Y.S 58 歳男性)

ゴルフのスコアがアップしました！

肩甲骨の可動域が広がったことが実感できます。肩、首のこりが改善され、腰の痛みも気にならなくなりました。趣味のゴルフのスコアもアップし、毎日楽しく過ごしています。

(N.H 68 歳男性)

疲れにくく、朝の目覚めもスッキリ

「肩甲骨リセット」を始めて1カ月。体のだるさが取れ、疲れにくくなりました。よく眠れるようにもなり、朝の目覚めもスッキリ。

(I.R 75 歳女性)

朝晩2回の「肩甲骨リセット」で気持ちも前向きに

外出や旅行がなかなかできず、気持ちが落ち込んで、体のだるさがずっと続いていました。朝晩２回ずつ「肩甲骨リセット」をしているのですが、気持ちが前向きになりました。タオルや壁を使った運動など種類もあるので、そのときの気分に合わせて実践しています。

(H.A 61 歳男性)

寝つきがよく、視界がクリアになった気がします

寝つきが悪く、寝ても夜中に目が覚めることが多かったのですが、「肩甲骨リセット」を始めて、よく眠れるようになり、翌朝もスッキリ。視界もクリアになった気がします。眠る前の数分間でできるので、今後も続けていきたいですね。

(T.O 78 歳女性)

はじめに

私が近著でテーマにしてきたことは、
呼吸、細胞呼吸、毛細血管です。
高血圧、糖尿病、脳卒中、心筋梗塞《こうそく》などといった病気と比べると
健康本としてはなじみのないキーワードかもしれませんが、
どれも、医学の最前線で注目されているテーマです。

そもそも、あなたがよく知る生活習慣病や
あなたを悩ませている、体がだるい、重い、頭が痛い、
疲れが抜けない、イライラが続くなどの不定愁訴《ふていしゅうそ》は、
呼吸が悪くなったり、
細胞呼吸や毛細血管が劣化したりすることから始まります。

そして、今回のテーマが、肩甲骨《けんこうこつ》。
私のこれまでの研究テーマとは関連性がないように思うかもしれませんが、
実は、肩甲骨と呼吸、細胞呼吸、毛細血管には、
とても深い結びつきがあります。
なぜなら、肩甲骨の動きが悪くなると、
そのすべての状態が悪くなるからです。

例えば、肩甲骨と呼吸。
呼吸は横隔膜を上下させることで行うのが理想ですが、
肩甲骨が硬くなると、横隔膜の動きが制限されます。
呼吸をするときに動かなければならない胸郭も、やはり制限されます。
肩甲骨が硬くなると、呼吸も悪くなってしまうのです。

例えば、肩甲骨と細胞呼吸。
細胞呼吸を行うには、十分な酸素が必要ですが、
肩甲骨が硬くなると呼吸が浅くなるため、供給量が少なくなります。

肩甲骨が硬くなると、細胞呼吸も悪い状態になるのです。

例えば、肩甲骨と毛細血管。
全身に張り巡らされている毛細血管を健康な状態に維持するには、
常に血液の循環をよくしておく必要がありますが、
肩甲骨が硬くなると自律神経が乱れて血流が悪くなります。

肩甲骨が硬くなると、毛細血管の状態も悪くなるのです。

自分の肩甲骨が硬くなっていることに気づいている人が、
どのくらいいるでしょうか？
おそらく、ほとんどの人が気づいていないと思います。
しかし、もし肩甲骨がガチガチに硬くなっていると、
呼吸も、細胞呼吸も、毛細血管も悪くなっている可能性があります。
それが原因で、血圧が上がったり、血糖値が上がったり、
不定愁訴が続いたり、腰や肩に痛みが出ていたりするかもしれません。
もしかすると、ほかの体の不調も肩甲骨が原因かもしれません。

そんなガチガチ肩甲骨が引き起こす体の不調を解消するのが、
本書で紹介する「肩甲骨リセット」なのです。

医師・医学博士　根来秀行

CONTENTS

プロローグ　1
はじめに　14

第1章
体の不調の原因はガチガチ肩甲骨だった
高血圧、高血糖、肩こり、腰痛、頭痛など　23

体のあらゆる不調の多くはガチガチ肩甲骨から始まる　24
すぐにわかる肩甲骨ガチガチ度チェック　26
肩甲骨の動きは動かさなければどんどん硬くなる　28
ガチガチ肩甲骨で筋肉が衰えると上半身の血流が悪くなる　32
ガチガチ肩甲骨がつくる悪い姿勢が体のあらゆる不調の元凶になる　34
姿勢でわかる肩甲骨ガチガチ度チェック　35
肩甲骨が硬くなって呼吸が浅くなると自律神経をコントロールできなくなる　36
30秒でわかる酸素不足チェック　38

横隔膜の可動域チェック 39
ガチガチ肩甲骨で呼吸が浅くなり自律神経が乱れると毛細血管がボロボロに 40
「肩甲骨リセット」でガチガチ肩甲骨の悪循環を断ち切る 42

第2章

1日3分で体の不調を解消する
今日から始める「肩甲骨リセット」

43
肩甲骨をほぐして横隔膜をよみがえらせる1日3分でできる「肩甲骨リセット」 44
肩甲骨ほぐし① ぐーっと肩甲骨開き 48
肩甲骨ほぐし② 肩甲骨を前後にクルクル 50
肩甲骨ほぐし③ 肩甲骨をつかんでクルクル 52
肩甲骨ほぐし④ タオルでプルダウン 54
肩甲骨ほぐし⑤ エアでローイング 56
肩甲骨ほぐし⑥ コーナー壁押し 58

横隔膜をよみがえらせる　4・4・8呼吸法　60
「肩甲骨リセット」効果が倍増する横隔膜を使う腹式呼吸を身につける　62
寝たまま行う　腹式呼吸練習法　64

第3章

「肩甲骨リセット」でいつでも深い呼吸ができる体をつくる

67
浅い呼吸で細胞が酸欠になると、脳が疲れやすくなる、疲れが取れにくくなる　68
ガチガチ肩甲骨で呼吸が浅くなると取り入れた酸素の利用効率が悪くなる　71
浅い呼吸で呼吸数が増えると、せっかくの酸素がムダになる　73
ガチガチ肩甲骨は体をサビつかせる活性酸素を増やして細胞を攻撃する　75
浅い呼吸が続くと交感神経が刺激され、自律神経が乱れる　78
自律神経を自力でコントロールする唯一の方法が、横隔膜を刺激する腹式呼吸　82
副交感神経のスイッチを押すとストレスもイライラも解消する　84

深い呼吸ができるようになると、パフォーマンスに影響する脳波まで変わる　86
自律神経をコントロールできると免疫力がアップして感染症に強くなる　87

第4章 「肩甲骨リセット」で毛細血管をよみがえらせる

89
ガチガチ肩甲骨で全身に張り巡らされている毛細血管が危ない　90
毛細血管がダメージを受けると細胞に酸素が届けられなくなる　92
毛細血管が劣化すると、疲れやすく、疲れが抜けなくなる　97
毛細血管の劣化で新陳代謝が滞ると腸内環境が悪化し、胃腸の働きが悪くなる　100
免疫細胞が届けられなくなると外敵の侵入を防げず免疫機能が低下する　102
日本人の国民病でもある糖尿病の三大合併症は、毛細血管の劣化が原因だった　103
脳の毛細血管がダメージを受けると、認知症のリスクが高くなる　105
１日３分の「肩甲骨リセット」で毛細血管はいくつになっても増やせる　106

第5章

まだある、「肩甲骨リセット」がもたらす、うれしい健康効果

109
ガチガチ肩甲骨から解放されると自律神経が整って朝までぐっすり眠れる 110
細胞呼吸で代謝が高まり基礎代謝が上がると太りにくい体になる 114
呼吸筋を鍛えることで姿勢改善。腰痛、ひざ痛のリスクも減る 116
「肩甲骨リセット」でネコ背を改善すると、しつこい肩こり、首こりから解放される 120
四十肩、五十肩の痛みから解放されたいなら「肩甲骨リセット」 122
肩甲骨がほぐれて呼吸が深くなると、見た目もお肌も若々しくなる 124
おわりに 126

第1章

高血圧、高血糖、肩こり、腰痛、頭痛など

体の不調の原因はガチガチ肩甲骨だった

体のあらゆる不調の多くはガチガチ肩甲骨から始まる

みなさんは、日常生活の中で肩甲骨《けんこうこつ》を意識することはありますか？

おそらく、ほとんどの方が意識することはないと思います。ふだんから肩甲骨を意識しているのは、その動きがパフォーマンスに直結するアスリートや、肩甲骨に専門知識のある医師やトレーナーくらいでしょう。

しかし、肩甲骨の状態は、私たちの健康に大きく影響しています。

もしかすると、あなたの体の不調は、肩甲骨の動きが悪くなっていることで起きているのかもしれません。実は体の不調の多くはガチガチ肩甲骨から始まるのです。

肩甲骨は姿勢や上半身の動き、そして全身の動きに関係することで、呼吸や自律神経に大きく関係する横隔膜の動きにも影響を及ぼすからです。自律神経の状態が乱れるとさまざまな不調や疾病《しっぺい》につながります。

肩甲骨は背中の左右に羽のようについている大きな骨で、自由に動けるのが特徴。それだけに、腕や肩を中心とした上半身のさまざまな動作に使われています。肩を上げる、下げる、腕を上げる、下げる、胸を張る、腕を回す……。肩甲骨がよく動けば、そうした動作一つひとつがスムーズかつ大きくなり、動きが悪くなれば、さまざまな動作が制限されるようになります。

ただし、プロのアスリートならともかく、肩甲骨の動きが悪くなっているからといって、普通の人たちが日常動作に困ることはありません。

肩甲骨が硬くなっているにもかかわらず放置したままになる理由は、そこにあります。**肩甲骨への意識が低いうえに、状態が悪くなっていることに気づかないのですから、さらに硬くなるばかり。**

そして、その影響が、体のあちこちに現れてくるのです。

それではさっそく、あなたの肩甲骨がどれくらい硬くなっているかチェックしてみることにしましょう。

あなたの肩甲骨、硬くなっていませんか？ すぐにわかる肩甲骨ガチガチ度チェック

ひじが鼻の高さまで上がりますか？

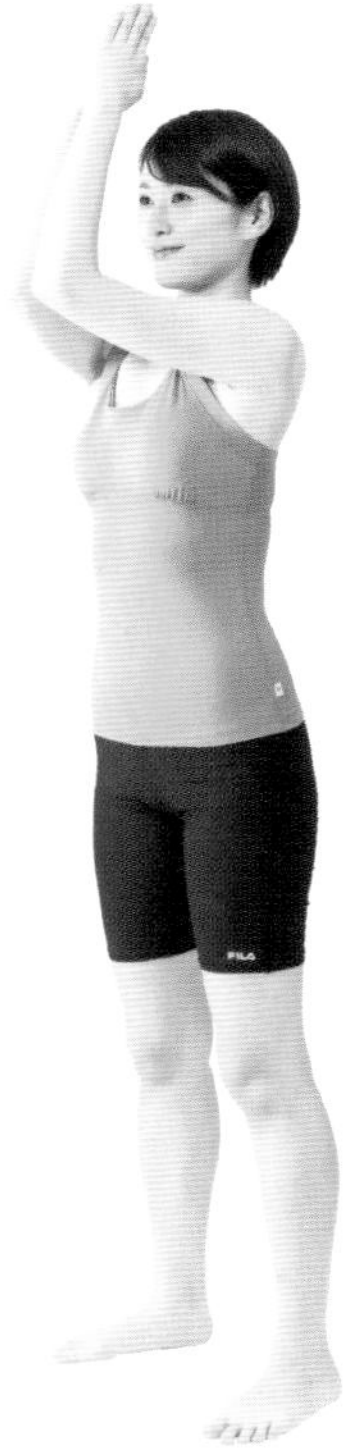

1

胸の前で、両手のひらと両ひじをくっつける。

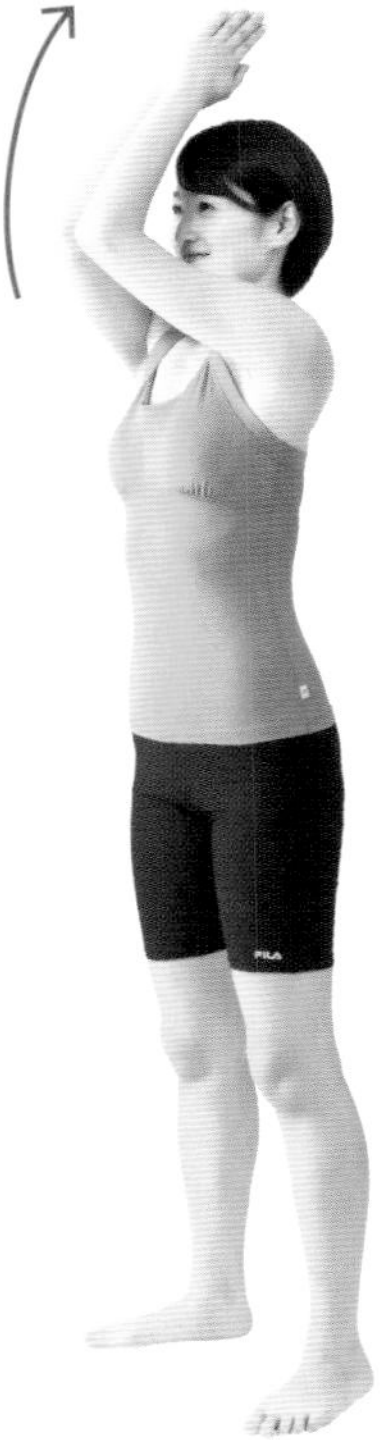

2

手のひらとひじをくっつけたまま真上に上げる。

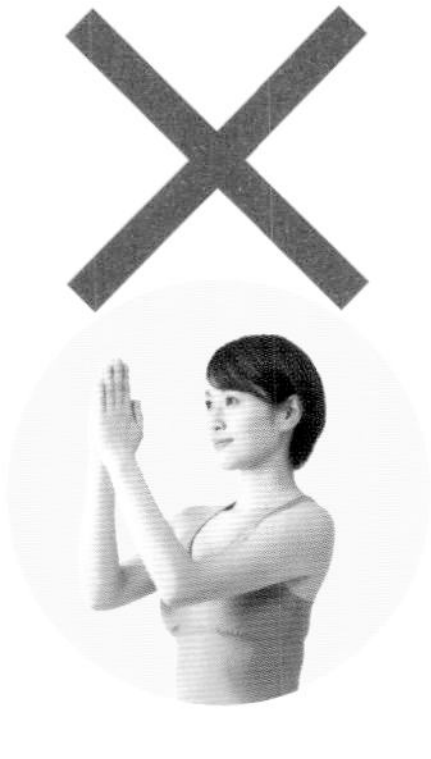

ガチガチ肩甲骨

❶の段階で両ひじをくっつけることができなかったり、鼻の高さまで上げられなかったりするときは、肩甲骨がガチガチに硬くなっている可能性があります。

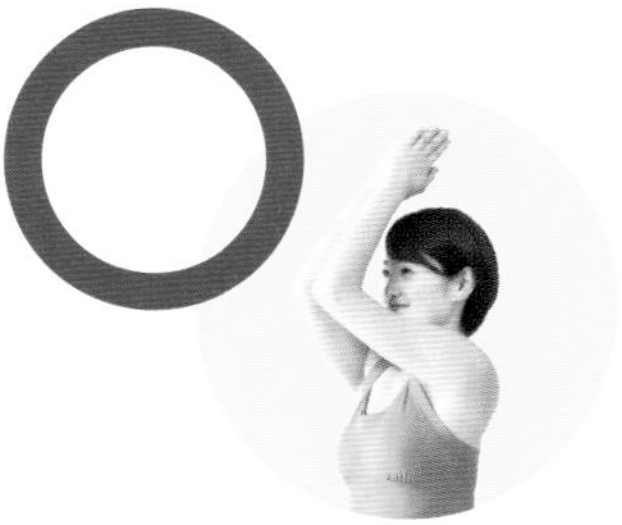

やわらか肩甲骨

ひじを鼻の高さまで上げることができたらOK。

腕が60度以上、上がりますか？

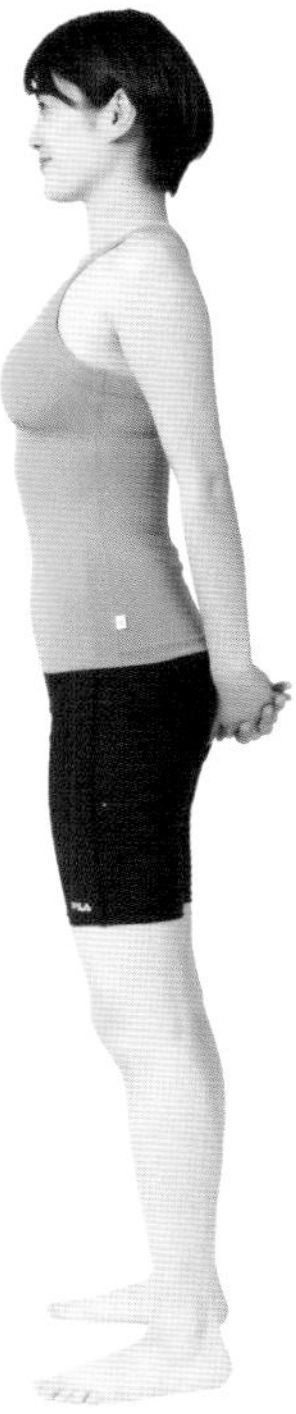

1

直立し、両手を
後ろで組む。

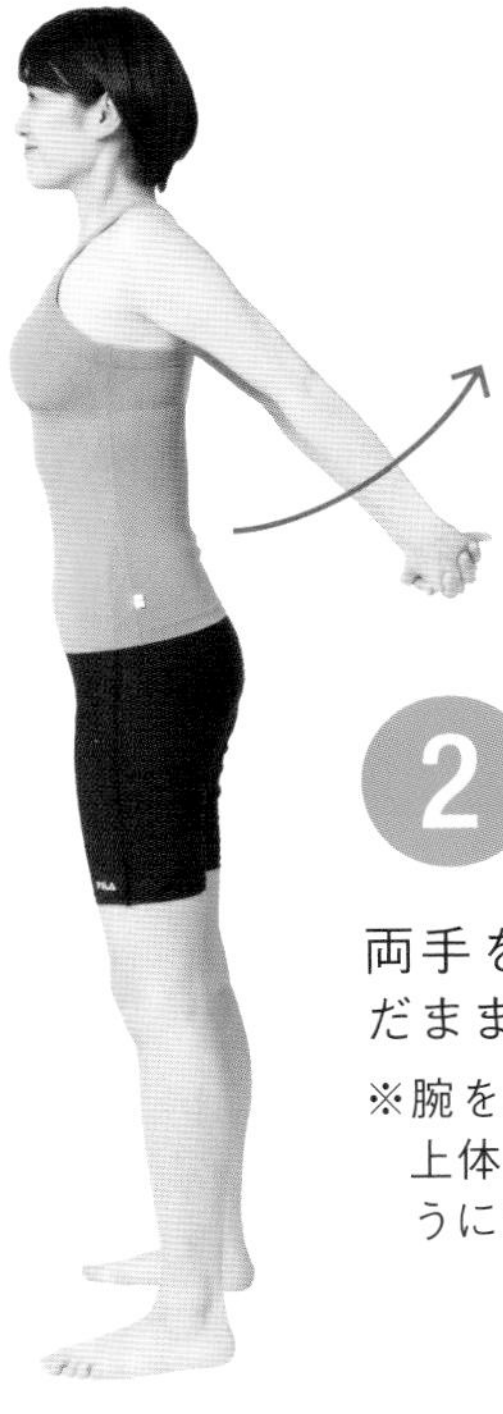

2

両手を後ろで組ん
だまま上に上げる。

※腕を上げるときに
上体を倒さないよ
うにすること。

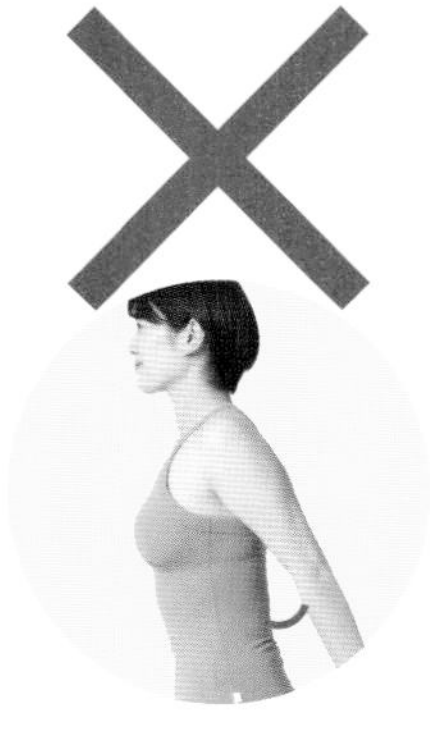

ガチガチ肩甲骨

腕が上がる角度が60度未満の場合は、肩甲骨がガチガチに硬くなっている可能性があります。

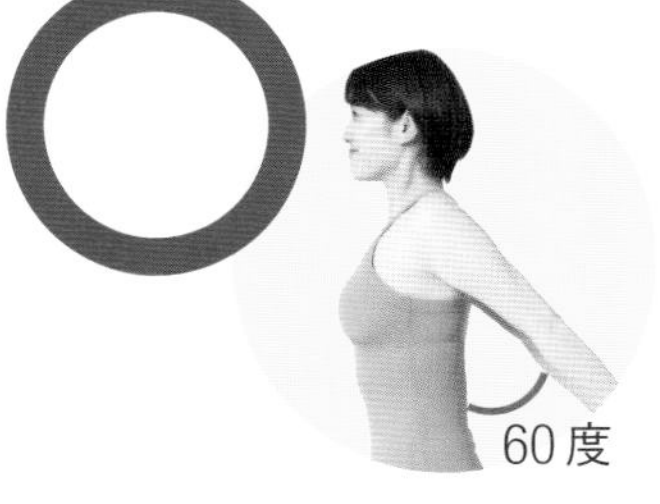

やわらか肩甲骨

腕を60度以上に上げることができたらOK。

肩甲骨の動きは動かさなければどんどん硬くなる

あなたの肩甲骨《けんこうこつ》は大丈夫でしたか？　想像以上に硬くなっていたかもしれませんね。**肩甲骨の動きが悪くなるのは、肩甲骨そのものが硬くなるのではなく、肩甲骨を動かしている筋肉が衰え、肩甲骨と筋肉をつなぐ腱《けん》、そして肩甲骨と鎖骨をつなぐ靭帯《じんたい》が硬くなる**からです。

自由度が大きく、上半身の細かい動きにまで使われる肩甲骨は、大小たくさんの筋肉によって支えられています。その数は18種類。首から肩、背中にかけて広がる「僧《そう》帽筋《ぼうきん》」という筋肉は、もしかするとご存じかもしれませんね。

肩甲骨を支える筋肉に限らず、筋肉は、30歳くらいをピークに加齢とともに衰えます。特に僧帽筋のような大きな筋肉は、どんどん衰えます。

腱や靭帯も、加齢とともに少しずつ硬くなります。また、関節がなめらかに動くよ

●肩甲骨を動かしている主な筋肉

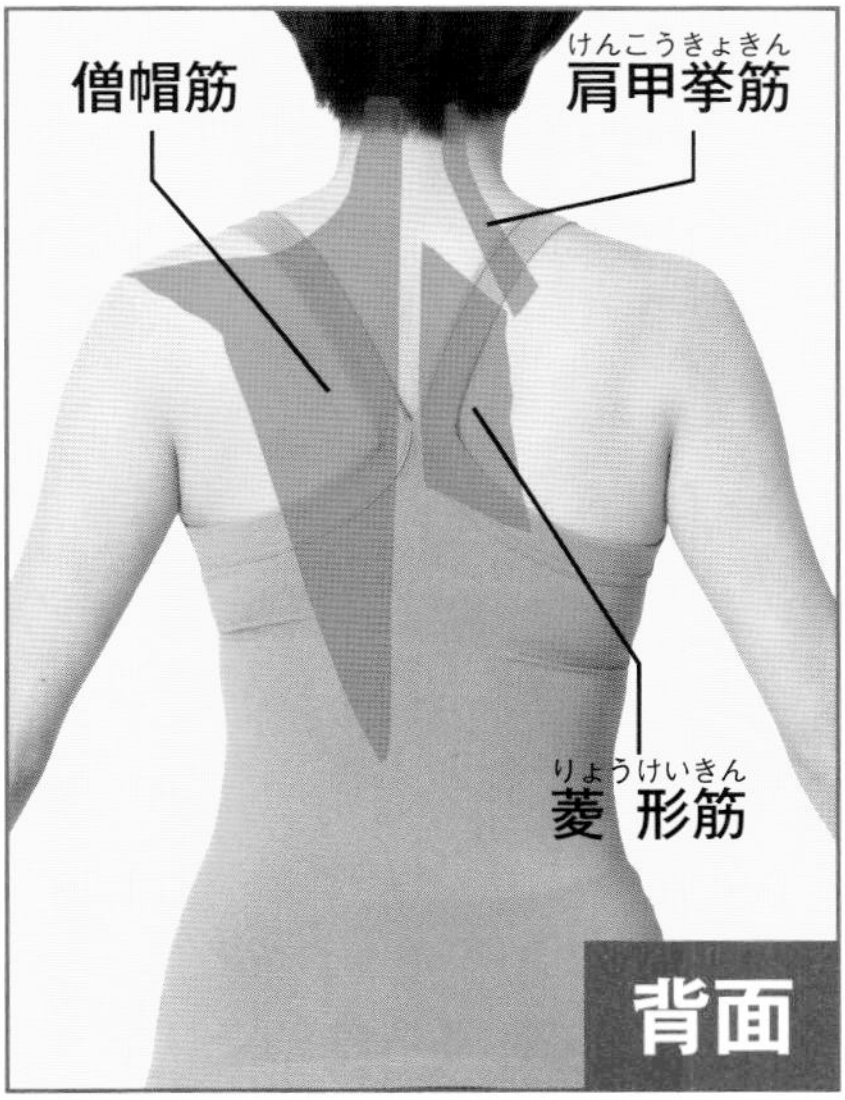

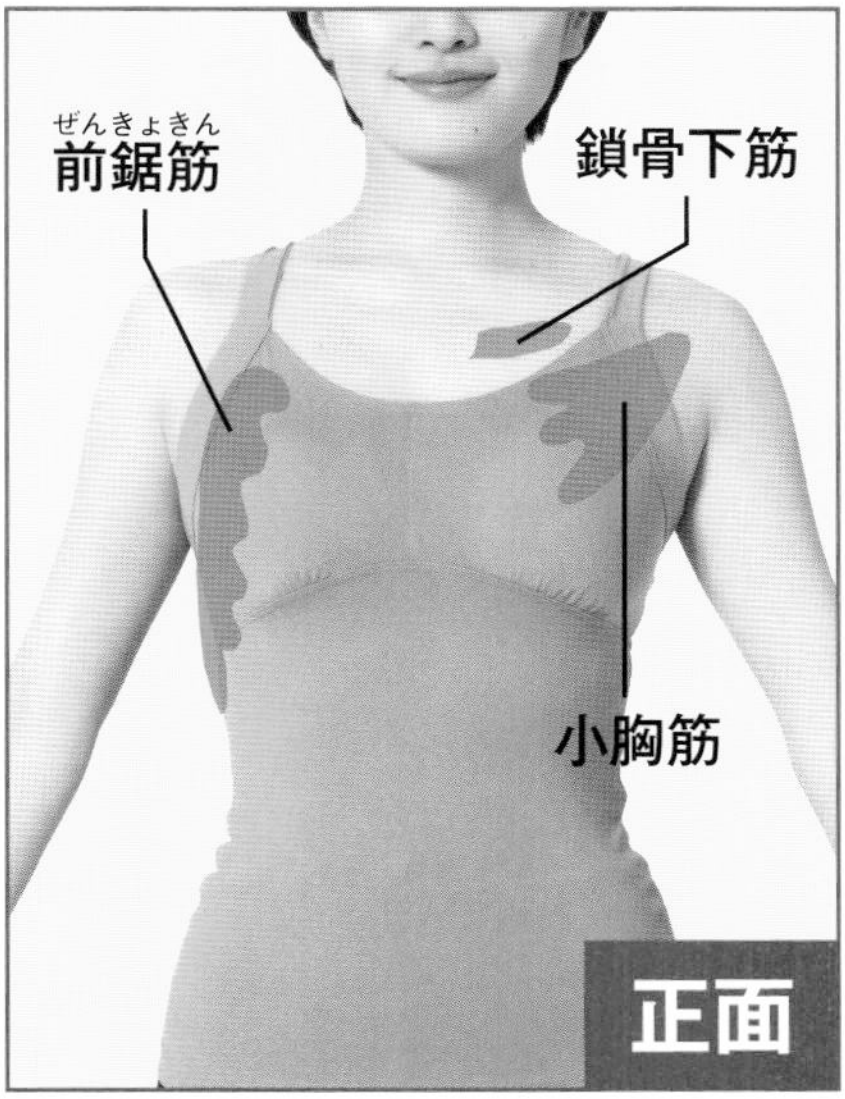

【肩甲骨の6つの動きをつくる主な筋肉】

肩を上げる／**挙上**	菱形筋、僧帽筋、肩甲挙筋
肩を下げる／**下制**	僧帽筋、小胸筋、鎖骨下筋
胸を張る／**内転**	菱形筋、僧帽筋、肩甲挙筋
肩をすぼめる／**外転**	前鋸筋、小胸筋
腕を上げる／**上方回旋**	菱形筋、僧帽筋、前鋸筋
腕を下げる／**下方回旋**	菱形筋、小胸筋、肩甲挙筋

うに分泌《ぶんぴつ》されている関節液の量も、やはり少なくなります。

つまり、**何もしないでいると、加齢とともに硬くなるのが肩甲骨**なのです。

肩甲骨を動かさない生活も、ガチガチ肩甲骨を加速させます。

私たち現代人の生活では、肩甲骨を動かさない姿勢を長時間続けることが増えてきました。

例えば、スマートフォン（以下、スマホ）の操作です。

時間さえあればスマホを眺めている人は多いと思います。カフェでも、電車でも、公園でも、自宅でも、下を向いたまま。動かしているのは手先だけ。肩甲骨を動かすことはほとんどありません。

パソコン操作にしても同じです。

下を向くことはないでしょうが、少し前かがみの状態で、肩甲骨を動かすことはほとんどないと思います。在宅ワークが増えたことで、これまで以上にデスクに座っている時間が長くなっている人は多いのではないでしょうか。

人間の体は賢くできていて、動かさないでいると、この機能は必要ないものと判断してどんどん衰えていきます。

あなたは、骨折してギプスで固定された経験はありますか？

しばらく固定されていると、筋肉は驚くほど衰えて細くなり、関節はガチガチに硬くなってしまいます。もとのように動かすには、固定された場所をほぐすことから始めなければなりません。

ここまで極端ではありませんが、**肩甲骨も動かさないでいると、肩甲骨まわりの筋肉や腱、靭帯はどんどん劣化します。**そして気づいたら、ガチガチ肩甲骨になってしまうのです。

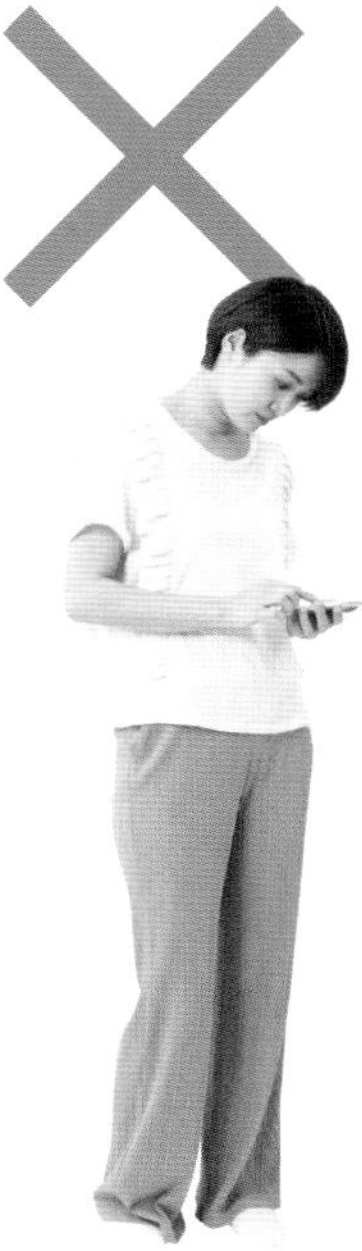

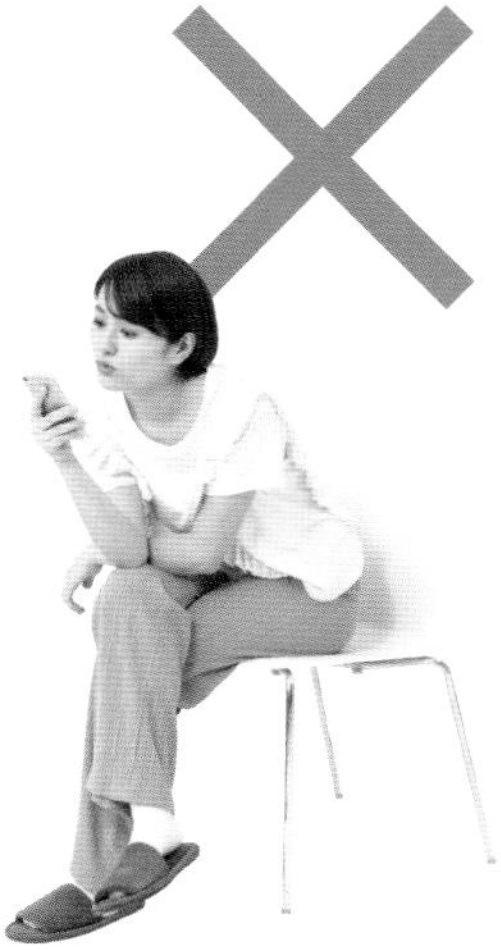

ガチガチ肩甲骨で筋肉が衰えると上半身の血流が悪くなる

肩甲骨《けんこうこつ》の動きが硬くなると、上半身の血流が悪くなります。

これが、ガチガチ肩甲骨が健康に影響を及ぼす理由の一つです。

血流が悪くなるのは、肩甲骨の動きを支えている筋肉が衰えるからです。

筋肉には、体を動かすだけでなく、内臓を外部の衝撃から守るためのクッションになったり、体温を維持するために熱をつくったりするなどの役割があります。そして、**筋肉の重要な役割の一つが、血液の循環**です。

全身を流れている血液は、心臓から送り出される力だけでは体の隅々にまで運ぶことができません。その運搬作業をサポートしているのが筋肉です。筋肉が収縮することによって、血管をゆるめたり圧迫したりすることで、血液の流れをスムーズにしているのです。

筋肉の動きが悪くなると、全身に栄養や酸素をうまく運べないだけでなく、老廃物や疲労物質などを体の外にうまく排出することもできなくなります。

ふくらはぎが「第二の心臓」と呼ばれるのは、下半身に流れてきた血液を上半身に戻すために重要な役割を担っているからです。下半身から上半身へというルートは重力に逆らうことになるので、ふくらはぎの筋肉の働きの大切さはなんとなくわかると思います。

下半身がふくらはぎなら、上半身は肩甲骨まわりの筋肉です。

先ほど紹介したように、肩甲骨の動きはたくさんの筋肉で支えられています。肩甲骨が硬くなるということは、それだけたくさんの筋肉が衰えているということ。上半身の血流が悪くなれば、栄養や酸素が届くのを待っている臓器や器官の動きは鈍くなります。

血流悪化ですぐに影響が出る症状が、肩や首のこりでしょう。原因は諸説ありますが、一つは血流が悪くなることで細胞呼吸が低下し、肩や首の部分の細胞を取り囲む内部環境に老廃物が蓄積して、内部環境が悪化することだと考えられます。

ガチガチ肩甲骨がつくる悪い姿勢が体のあらゆる不調の元凶になる

ガチガチ肩甲骨《けんこうこつ》が健康に影響を及ぼす最大の理由は、姿勢が悪くなることです。首を突き出し、背中が丸くなり、肩が前に出る。そんな前かがみの姿勢が、あらゆる体の不調につながっていくことになるのです。

前かがみの姿勢になっても、座ったり、立ったり、歩いたりなどの日常動作に困ることはありません。人に見られる仕事でない限り、意識することもないでしょう。

しかし、その**前かがみの姿勢は、体にとってはとても危険**なのです。

前かがみになってしまうのは、先ほど話したようにスマホ、パソコンなどを利用する時間が長くなったことが一因です。その状態が長く続けば、その姿勢を維持する形のまま肩甲骨が硬くなります。

いわゆるネコ背が、基本姿勢になってしまうのです。

あなたの肩甲骨、硬くなっていませんか？
姿勢でわかる肩甲骨ガチガチ度チェック

壁と腰の間に大きなすきまができていませんか？

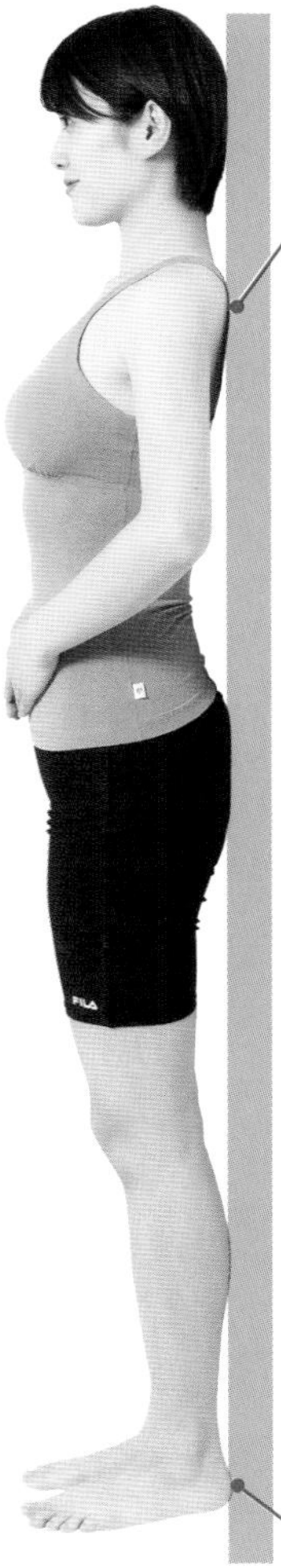

やわらか肩甲骨

壁に肩をつけてまっすぐ立ったとき、壁と腰との間が小さければOK。そのすきまに手を差し込むと軽く圧がかかります。

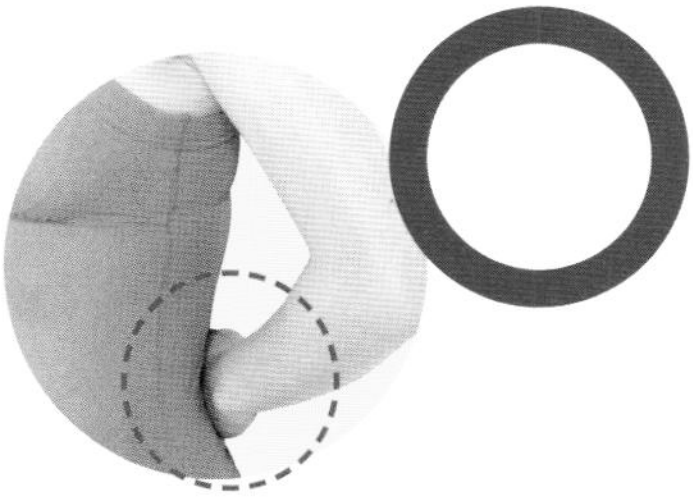

ガチガチ肩甲骨

壁と腰の間に大きなすきまができるほど腰が反っていたら、肩甲骨がガチガチに硬くなっている可能性があります。

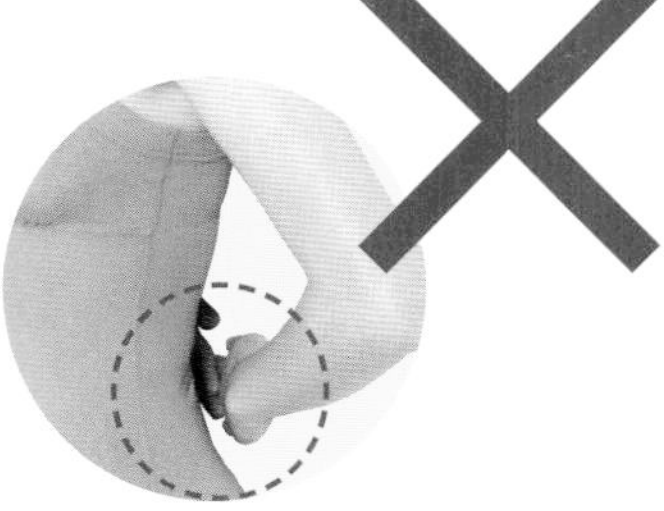

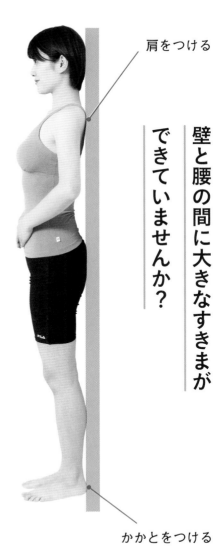

肩甲骨が硬くなって呼吸が浅くなると自律神経をコントロールできなくなる

前かがみの姿勢（ネコ背）がいつもの姿勢になると、見た目が悪いのは当然ですが、呼吸が浅くなります。それでも息苦しくなるわけではないので、浅い呼吸だからといって日常生活にすぐに支障をきたすわけではありません。

しかし、**浅い呼吸は、体の状態をどんどん悪くします。**

ネコ背になると呼吸が浅くなるのは、「横隔膜」の動きが制限されるからです。

呼吸の動作は、首から背中、おなかにある筋肉を総動員して行われます。肩甲骨《けんこうこつ》と深く関連する僧帽筋《そうぼうきん》もその一つ。中でも重要になるのが、肋骨《ろっこつ》と肋骨の間にある「肋《ろっ》間筋《かんきん》」と、肋骨の下にあるドーム状の筋肉の膜である横隔膜です。

呼吸は、横隔膜が上下に動くことで行われ、収縮して下がることで肺に空気を吸い込み、弛緩して上がることで肺から空気を押し出します。

ネコ背になると、この動作が制限されるのです。

それでも呼吸はできますが、主に首や肩などの筋肉を使った呼吸が続くと、使われることが少なくなる横隔膜は衰え、逆に使われすぎる首や肩の筋肉は硬くなります。そうなると、肺の上のほうしか使えなくなり、さらに呼吸が浅くなります。

呼吸と体の不調に関しては第3章でくわしく解説しますが、横隔膜を使えない浅い呼吸の最大のデメリットは、自律神経をコントロールできなくなることです。

自律神経は、呼吸や体温調節、心臓の活動など、私たちの生命を維持する機能を、私たちの意志とは関係なく24時間管理してくれています。自律神経が正常に働くことで私たちは生きているのです。

この自律神経を自分の意志でコントロールできる唯一の方法が、横隔膜を使った呼吸法。つまり、ガチガチ肩甲骨になると、自力で自律神経を整えることができなくなるため、体の不調を引き起こすだけでなく、食い止めることもできにくくなるのです。

あなたの呼吸、浅くなっていませんか？
30秒でわかる酸素不足チェック

何秒息を止められますか？

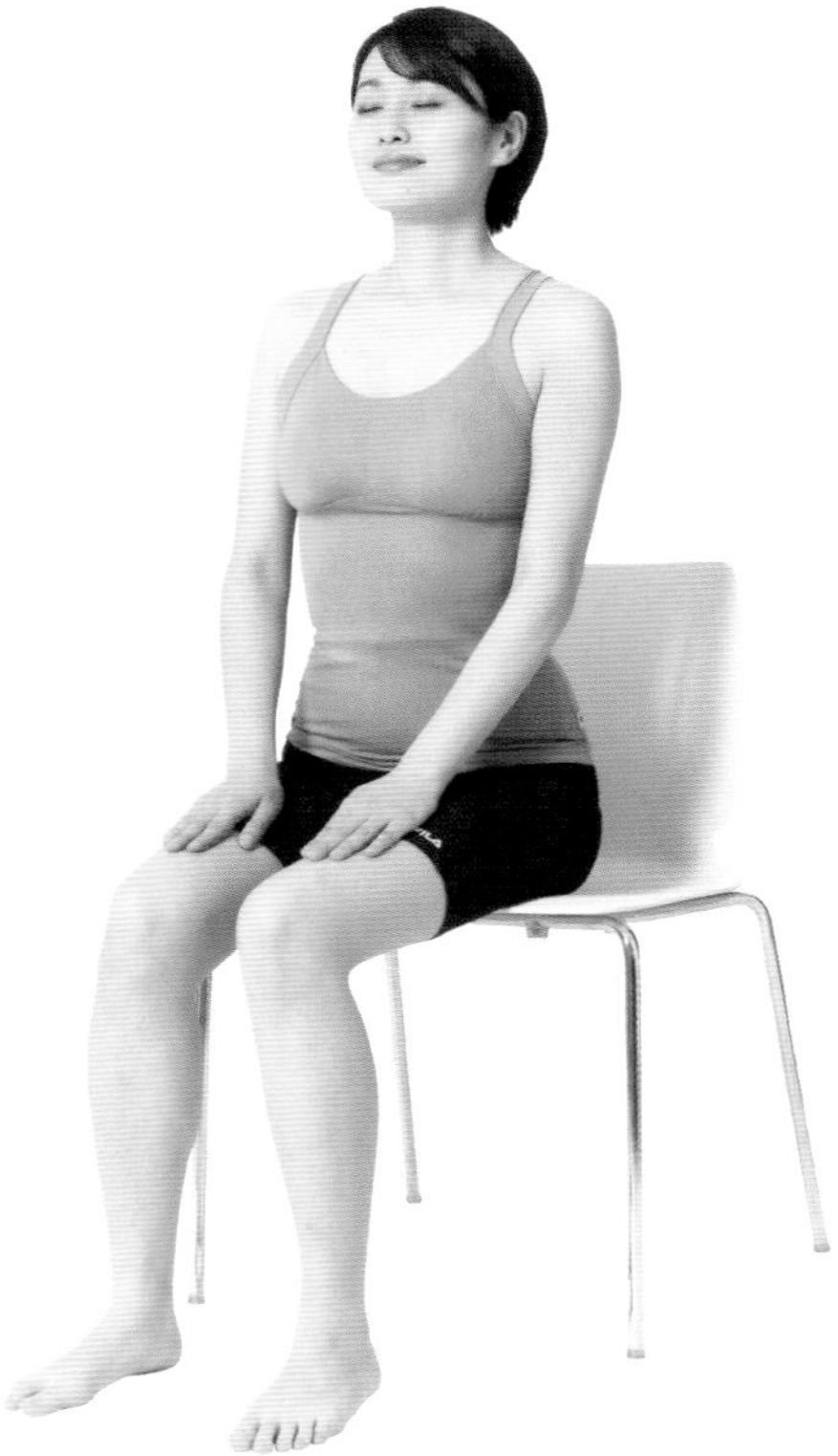

1

静かに鼻から息を吐いたあと、息を止める。

※うまく止められないときは、鼻をつまんでもかまいません。

2

そのまま息をしたくなるまでの時間を計る。

※決して無理をしないようにしてください。

チェック

×	○	◎
30秒未満	**30秒以上**	**40秒以上**
呼吸が浅くなっています。ガチガチ肩甲骨の可能性があります。	呼吸は浅くなっていません。	理想的な深い呼吸になっています。

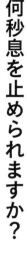

あなたの横隔膜、動きが悪くなっていませんか?
横隔膜の可動域チェック

横隔膜はしっかり動いていますか?

1
肋骨の下の骨ぎわに、親指以外の4本の指を食い込ませる。

2
鼻から息を吐き出す。

3
おなかに空気を入れるつもりで、鼻からゆっくり息を吸う。

4
鼻からゆっくり息を吐き出す。

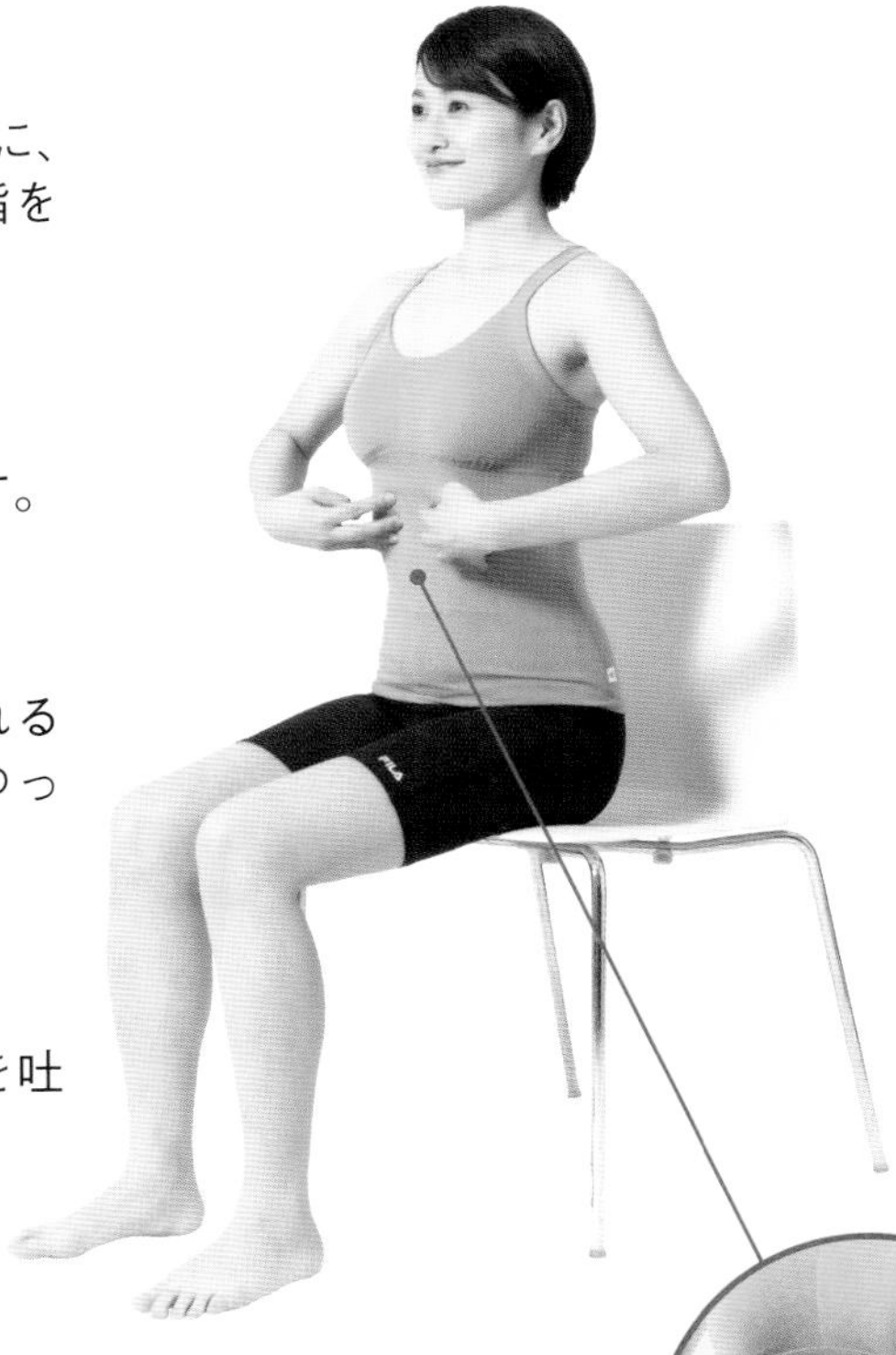

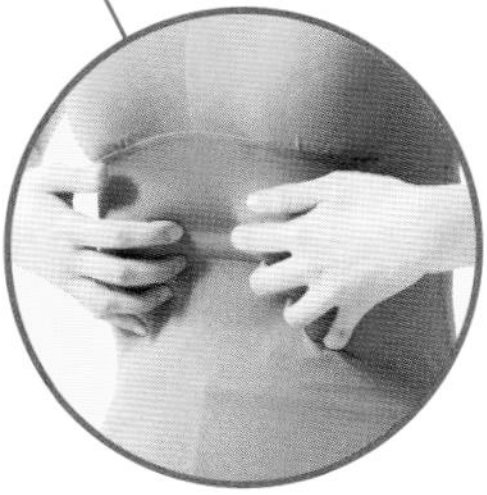

チェック

可動域 ×

息を吸ったときも、吐いたときも指があまり動かなければ、横隔膜の可動域が狭くなっています。

可動域 ○

息を吸ったときに指が押し上げられ、息を吐いたときに指が食い込むようなら、横隔膜はしっかり動いています。

ガチガチ肩甲骨で呼吸が浅くなり自律神経が乱れると毛細血管がボロボロに

肩甲骨《けんこうこつ》が硬くなることによる**血流の悪化、浅い呼吸による自律神経の乱れは、毛細血管の劣化にもつながります。**

毛細血管の劣化も体のあらゆる不調の原因になります。

なぜなら、**体中に張り巡らされている血管の99％は、毛細血管**だからです。血管というと動脈や静脈などの太い血管をイメージすると思いますが、血管のほとんどは毛細血管です。

血管は体中の臓器や器官に栄養や酸素、ホルモン、免疫細胞を届けるための通路ですから、そこに問題が起きると体のあちこちに不調が現れてくることは察しがつくと思います。毛細血管と健康については第4章でくわしく解説します。

ここでは、毛細血管の役割を簡単に紹介しておくことにしましょう。毛細血管の重要な役割は5つ。

①酸素を届け、二酸化炭素を回収する
②栄養素を届け、老廃物を回収する
③免疫細胞を届ける
④ホルモンを運んで情報を伝達する
⑤体温を一定に保つ

この役割を見ただけでも毛細血管の重要性がわかると思います。こんな大切な**毛細血管が、肩甲骨が硬くなることで劣化してしまう**のです。

毛細血管は、自律神経からの司令で収縮と拡張をくり返し、5つの役割をこなしています。自律神経が乱れると、その毛細血管に血液がうまく流れなくなります。また、血流そのものが悪くなると、やはり血液が流れなくなります。

ダメージに弱い極細形状の毛細血管は、血流低下が続くと、しばらくすると血管自体が劣化し、さらに悪化すると毛細血管消滅にもつながります。当然ながら、その毛細血管から栄養や酸素を届けてもらっていた臓器や器官は困ることになります。

「肩甲骨リセット」でガチガチ肩甲骨の悪循環を断ち切る

ガチガチ肩甲骨《けんこうこつ》の影響は、可動域が狭くなることによって腕を上げたり、下げたり、前に出したりするなどの上半身の動作が制限されるだけにとどまりません。**肩甲骨が硬くなることで血流が悪くなり、姿勢が悪くなり、呼吸が浅くなります。それによって自律神経が乱れ、毛細血管が劣化し、体のあちこちに不調が現れるようになります**。

血圧が高くなるのも、血糖値が高くなるのも、肩や首がこるのも、内臓脂肪が増えるのも、眠れなくなるのも……。もしかすると、すべてはガチガチ肩甲骨から始まっているのかもしれません。

「肩甲骨リセット」は、そんな肩甲骨の状態を改善し、硬くならないように維持するための健康法です。1日3分続けるだけで、気になる不調が解消されるだけでなく、見た目も若々しい体を取り戻すことができます。

第2章

1日3分で体の不調を解消する

今日から始める「肩甲骨リセット」

肩甲骨をほぐして横隔膜をよみがえらせる1日3分でできる「肩甲骨リセット」

「肩甲骨《けんこうこつ》リセット」の目的は、硬くなっている肩甲骨をほぐし、動きが悪くなっている横隔膜をよみがえらせることです。

上下左右に自由に動けるように肩甲骨をほぐしていくには、肩甲骨の動きに合わせたストレッチが必要になります。肩甲骨の動きは大きく分けると次の6つになります。

①肩を上げるときに肩甲骨を上げる「**挙上**《きょじょう》」
②肩を下げるときに肩甲骨を下げる「**下制**《かせい》」
③胸を張ったり、腕を後ろに引いたりするときに肩甲骨を寄せる「**内転**」
④肩をすぼめたり、腕を前に突き出したりするときに肩甲骨を開く「**外転**」
⑤腕を上げるときに肩甲骨を開いて上げる「**上方回旋**《かいせん》」

⑥腕を下げるときに肩甲骨を寄せて下げる「**下方回旋**」

①〜⑥の動きに合わせたストレッチが、「肩甲骨リセット」の「肩甲骨ほぐし」です。**「肩甲骨ほぐし」は、6種類のストレッチの中から1日1種類ずつを選んで行います。**ストレッチ動作は、どれも1回30秒以内。3セット行っても90秒以内。筋力トレーニングと異なり筋肉への負荷は小さいので、3セット行っても疲れることはないと思います。もちろん無理することはありません。できる範囲で始めてください。

横隔膜をよみがえらせるための呼吸トレーニングは、ハーバード大学でも検証した呼吸法の一つ「4《よん》・4《よん》・8《はち》呼吸法」です。息を吸って、止めて、吐く、という簡単なトレーニングなので、誰でもすぐにできると思います。このトレーニングは1回30秒程度。3セットで90秒程度になります。

「肩甲骨ほぐし」1種類と「4・4・8呼吸法」を毎日行うのが「肩甲骨リセット」。**1日3分以内**の健康法になります。

肩甲骨リセット

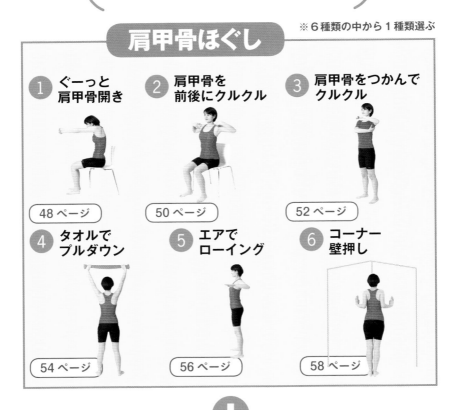

※６種類の中から１種類選ぶ

肩甲骨ほぐし

① ぐーっと肩甲骨開き

48ページ

② 肩甲骨を前後にクルクル

50ページ

③ 肩甲骨をつかんでクルクル

52ページ

④ タオルでプルダウン

54ページ

⑤ エアでローイング

56ページ

⑥ コーナー壁押し

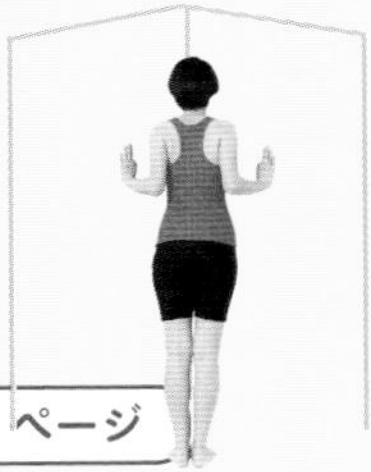

58ページ

＋

4・4・8呼吸法

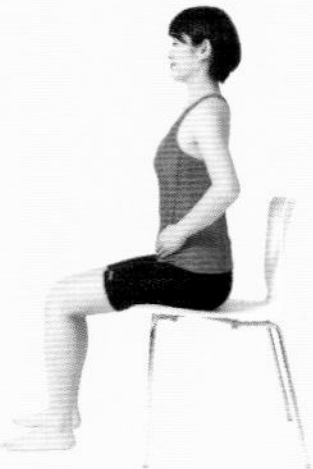

60ページ

「肩甲骨ほぐし」のどのストレッチも、「4・4・8呼吸法」も、安全に誰にでもできる動作になりますが、万一、動作しているときに違和感があったり、痛みがあったりしたときはすぐに中断し、専門医やかかりつけの医師に相談してください。

健康のための運動で体を壊しては意味がありません。あくまでも、できる範囲で始めることです。

毎日コツコツがポイント。「肩甲骨リセット」

硬くなっている肩甲骨も、動きが悪くなっている横隔膜も、一度の「肩甲骨リセット」で改善されることはありません。**毎日コツコツ「肩甲骨リセット」を習慣にすること**が大切です。

肩甲骨や横隔膜への意識が変わって、ふだんより肩甲骨をよく動かしてみたり、横隔膜を使って呼吸してみたりすると、「肩甲骨リセット」との相乗効果で、さらに肩甲骨がほぐれて、呼吸が変わることになります。

それでは、次のページから「肩甲骨ほぐし」と「4・4・8呼吸法」の具体的な方法を解説していくことにしましょう。

ぐーっと肩甲骨開き

ほぐしポイント ▶ 挙上 下制 内転 外転 上方回旋 下方回旋

1 手を組んで

イスに座り、背すじを伸ばし、胸の前で両手を組む。

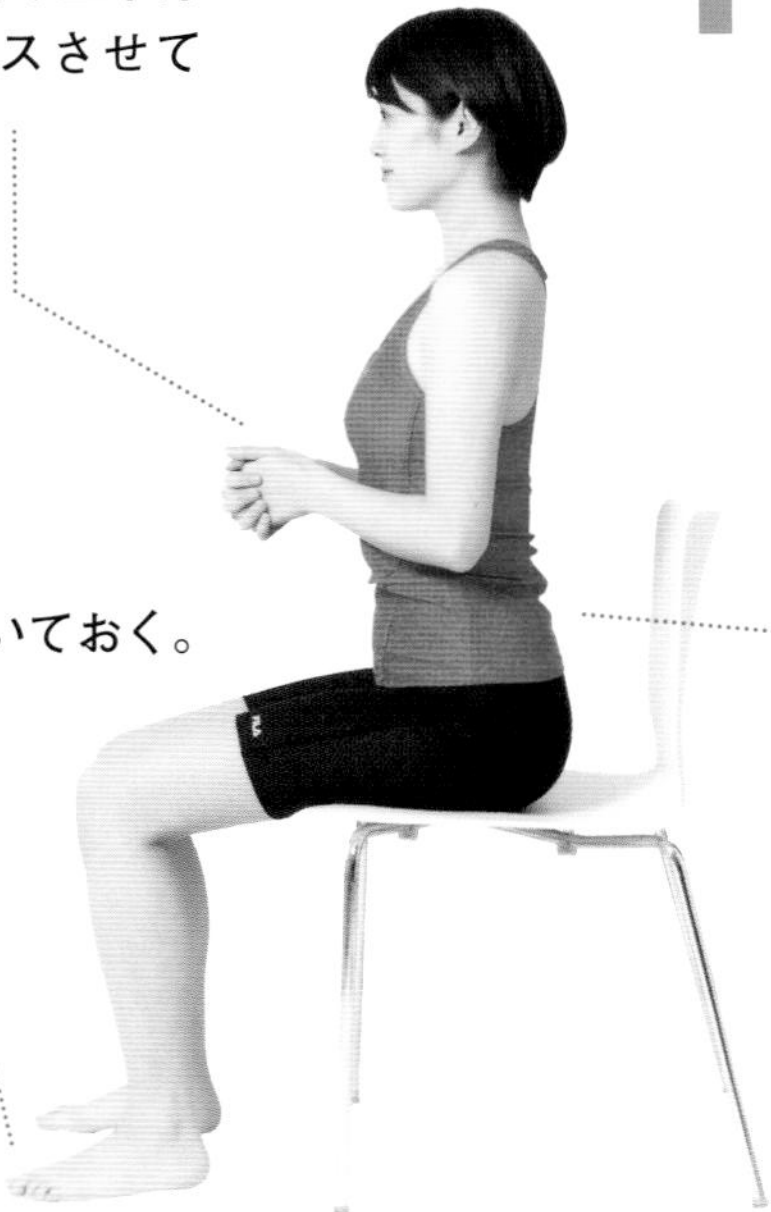

手は軽く組み、上半身はリラックスさせておく。

足は軽く開いておく。

イスには背もたれから離れて浅く座る。

1日の目標 **20秒×3回**

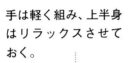

20秒キープ

2 腕を前に

ゆっくり息を吐きながら腕を前に伸ばす。限界まで伸ばしたところで20秒キープ**する。**

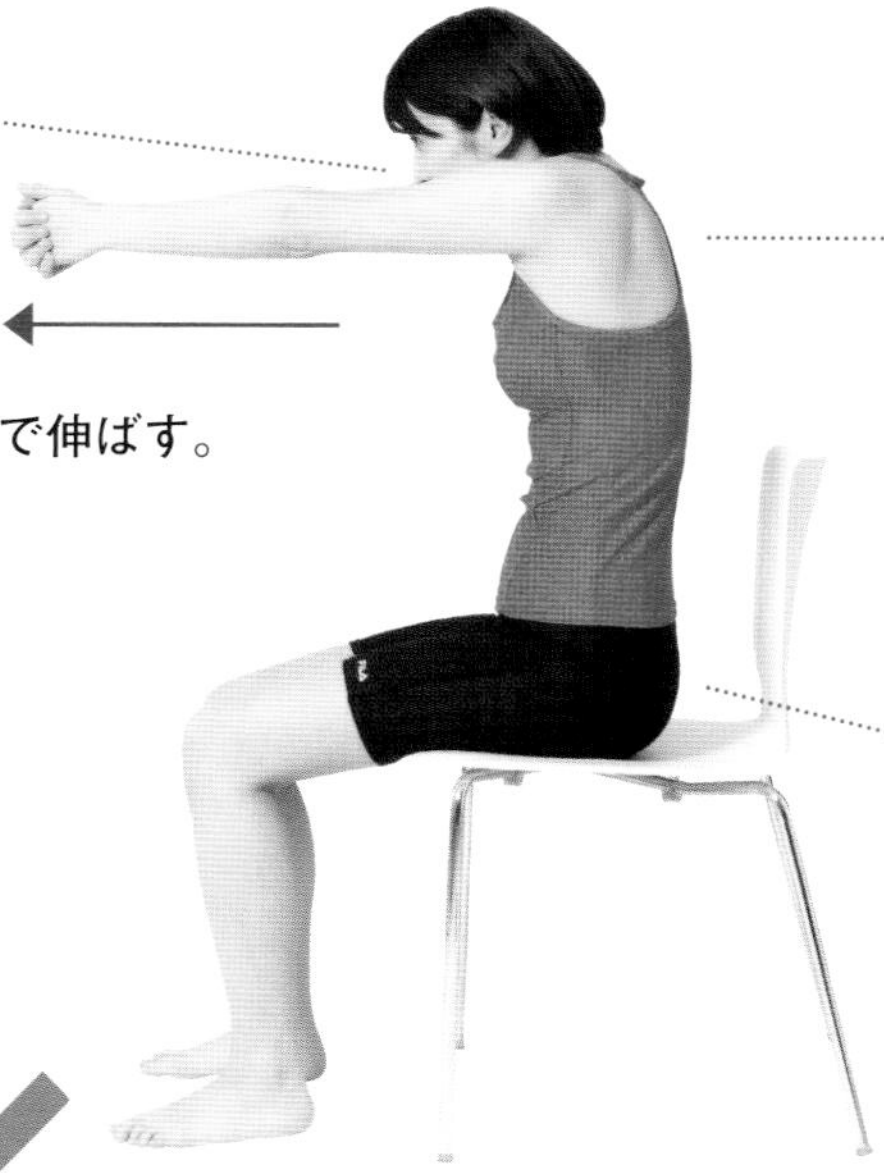
自然な呼吸で。
腕は限界まで伸ばす。
肩甲骨が左右に開いているのを感じる。
骨盤を後傾させると、肩甲骨がよく開く。

NG

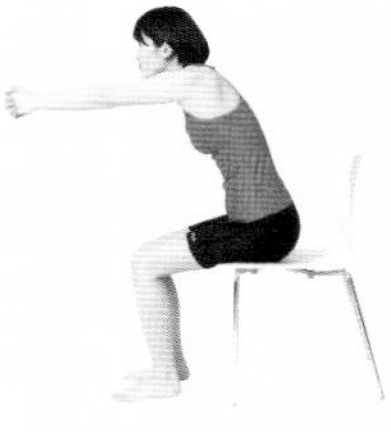

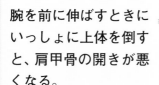

腕を前に伸ばすときにいっしょに上体を倒すと、肩甲骨の開きが悪くなる。

Dr.根来ポイント

肩甲骨といっしょに胸や肩まわりもほぐすと、胸郭の動きがしなやかになる。

肩甲骨を前後にクルクル

ほぐしポイント ▶ 挙上 | 下制 | 内転 | 外転 | 上方回旋 | 下方回旋

1 指先を肩に

イスに座り、両ひじを曲げ、指先を左右の肩先にのせ、胸を張る。

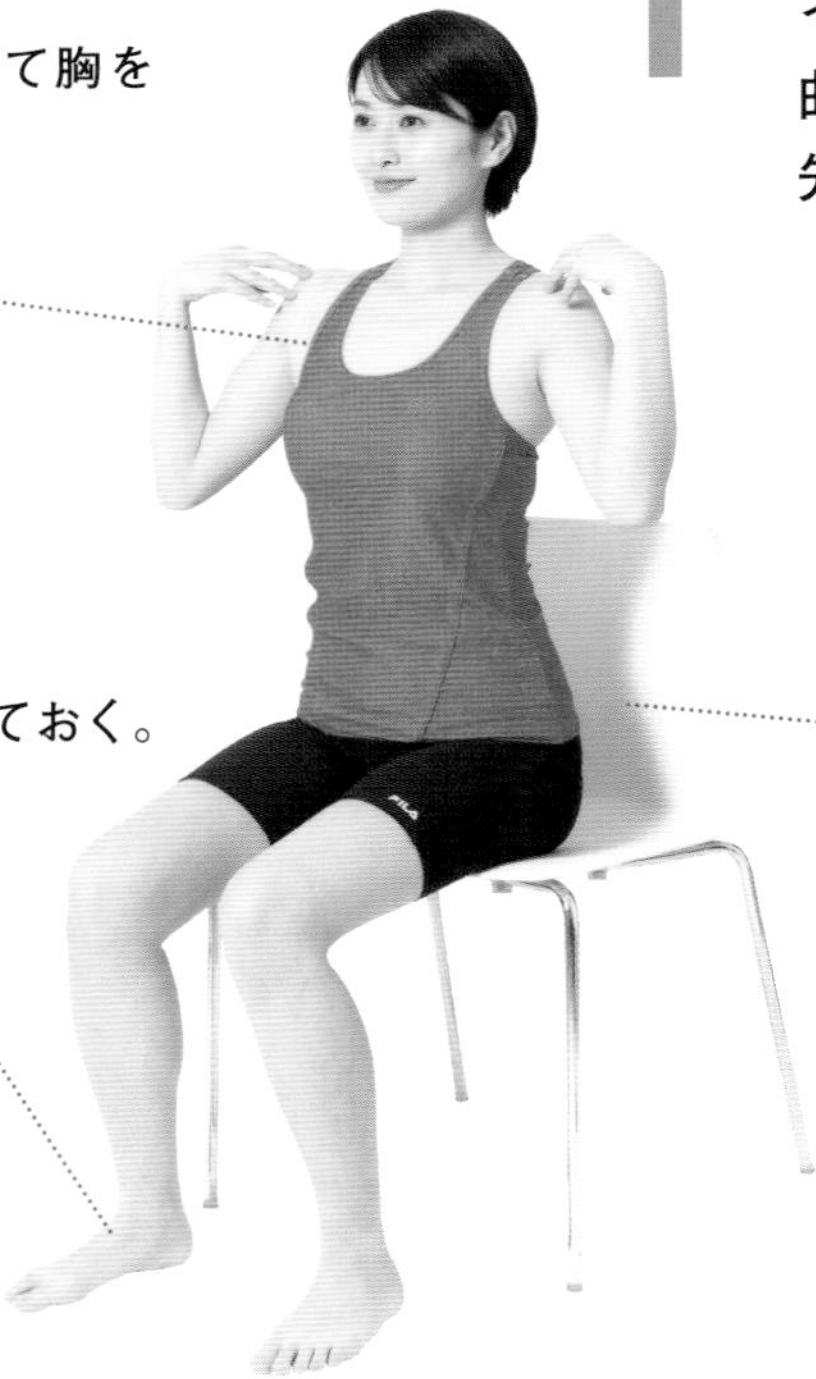

肩甲骨を寄せて胸を張る。

足は軽く開いておく。

イスには背もたれから離れて浅く座る。

1日の目標

前後各5回×3セット

2 前後に回す

両ひじで円を描くように、**腕全体を前から後ろに5回、後ろから前に5回、回す。**

腕はできる範囲で大きく回す。

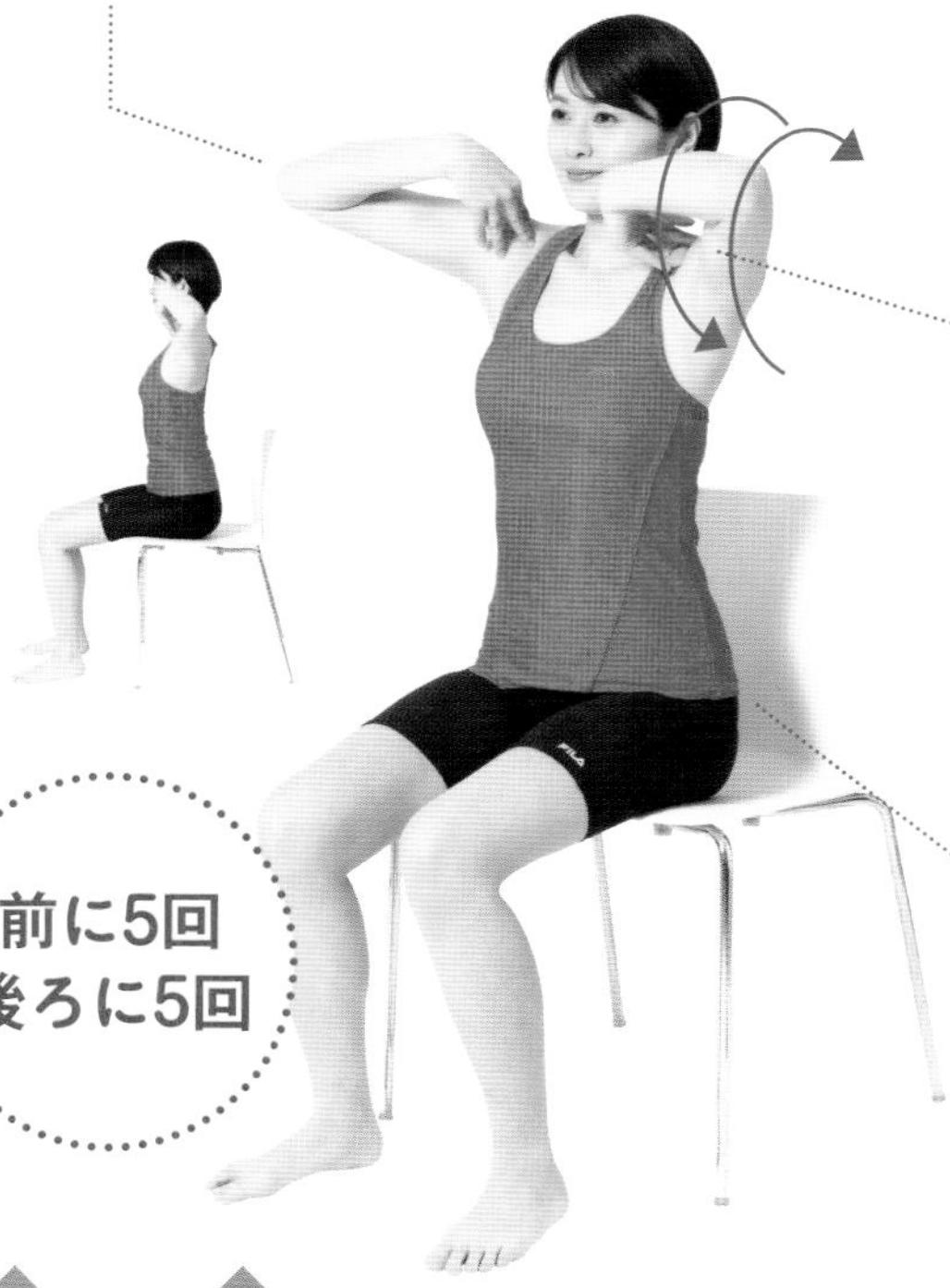

回しているときも指先が肩から離れないように。

骨盤を後傾させると、肩甲骨がよく開く。

前に5回
後ろに5回

NG

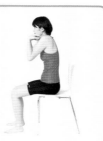

背中を丸めたまま腕を回しても、肩甲骨がしっかり動かない。

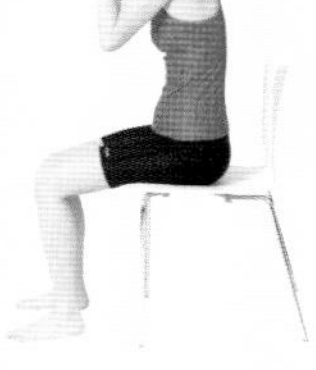

Dr.根来ポイント

肩甲骨を寄せて胸を張ることで、巻き肩の人も肩甲骨がよくほぐれる。

肩甲骨をつかんでクルクル

ほぐしポイント ▶ 挙上 下制 内転 外転 上方回旋 下方回旋

1 肩甲骨をつかむ

左腕を上げ、右手の親指を左腕のわきの下に入れ、親指以外の４本の指で左側の肩甲骨をつかむ。

背すじを伸ばす。

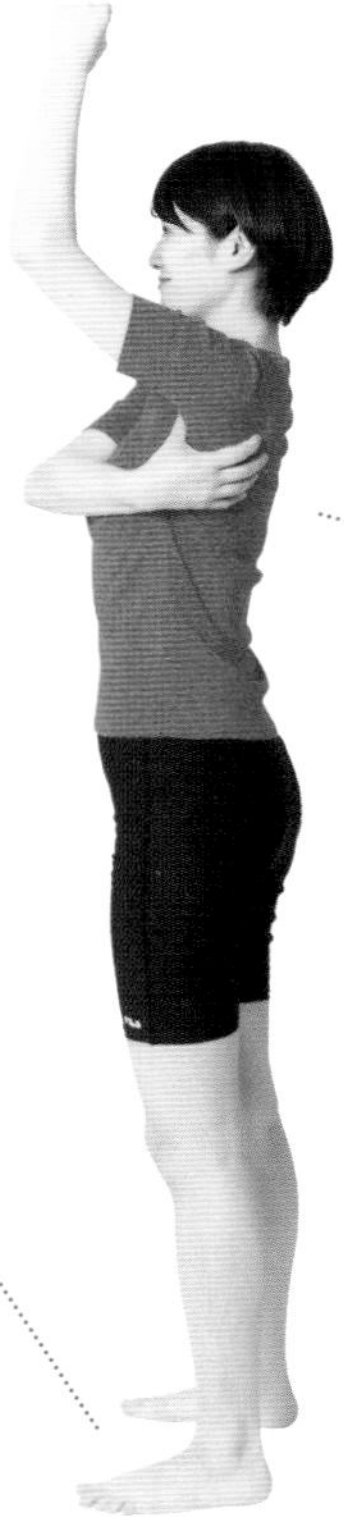

足は肩幅に開いて立つ。

肩甲骨を4本の指でしっかりつかむ。

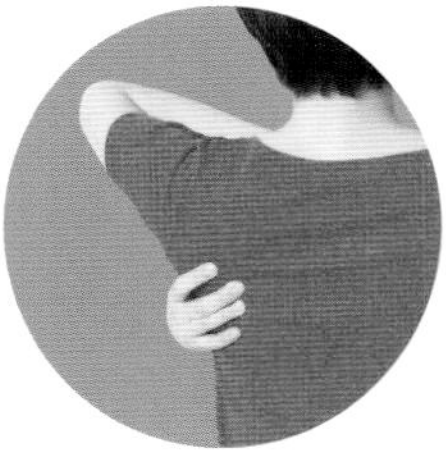

1日の目標 内外各5回×3セット

2 内外に回す

左腕を肩の高さに下ろし、内側に5回、外側に5回、回す。左右の腕を入れ替えて、同じように内側5回、外側5回、回す。

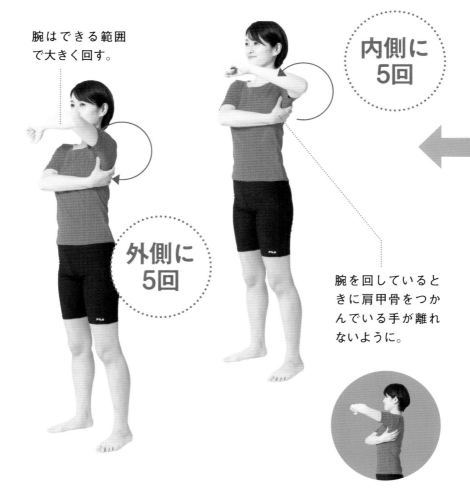

腕はできる範囲で大きく回す。

腕を回しているときに肩甲骨をつかんでいる手が離れないように。

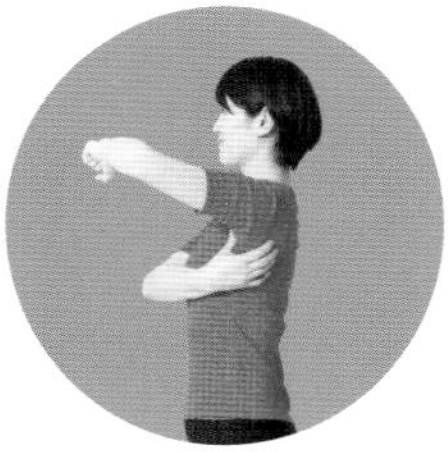

タオルでプルダウン

ほぐしポイント ▶ 挙上 | 下制 | 内転 | 外転 | 上方回旋 | 下方回旋

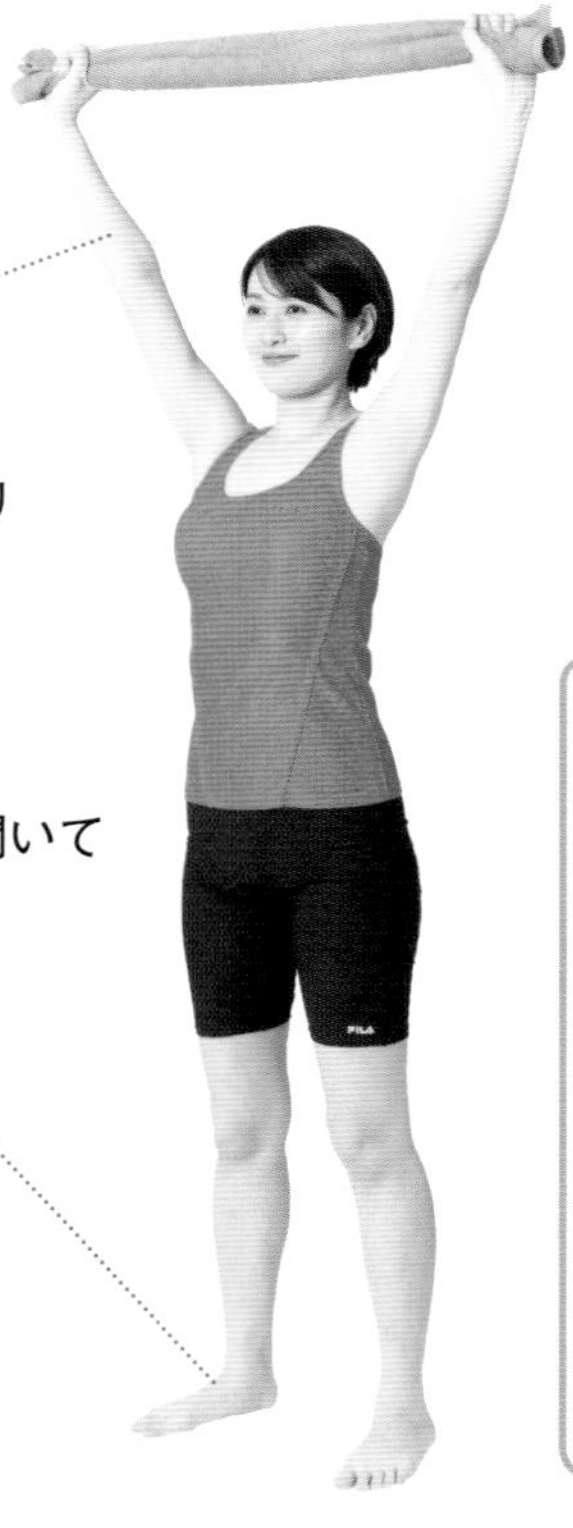

両腕はしっかり伸ばす。

両足は肩幅に開いて立つ。

1 腕を真上に

タオルを肩幅よりも長めに持ち、腕を真上に上げる。

NG

タオルを肩幅より短く持つと、肩甲骨の可動域が狭くなる。

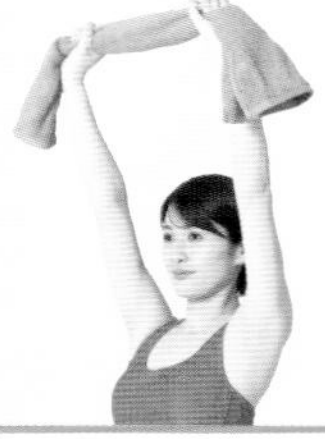

1日の目標 10回×2セット

2 引き下げる

タオルが首の後ろにくるように、ひじをゆっくり曲げたら、ひじをゆっくり伸ばしながら、①の姿勢に戻る。10回くり返す。

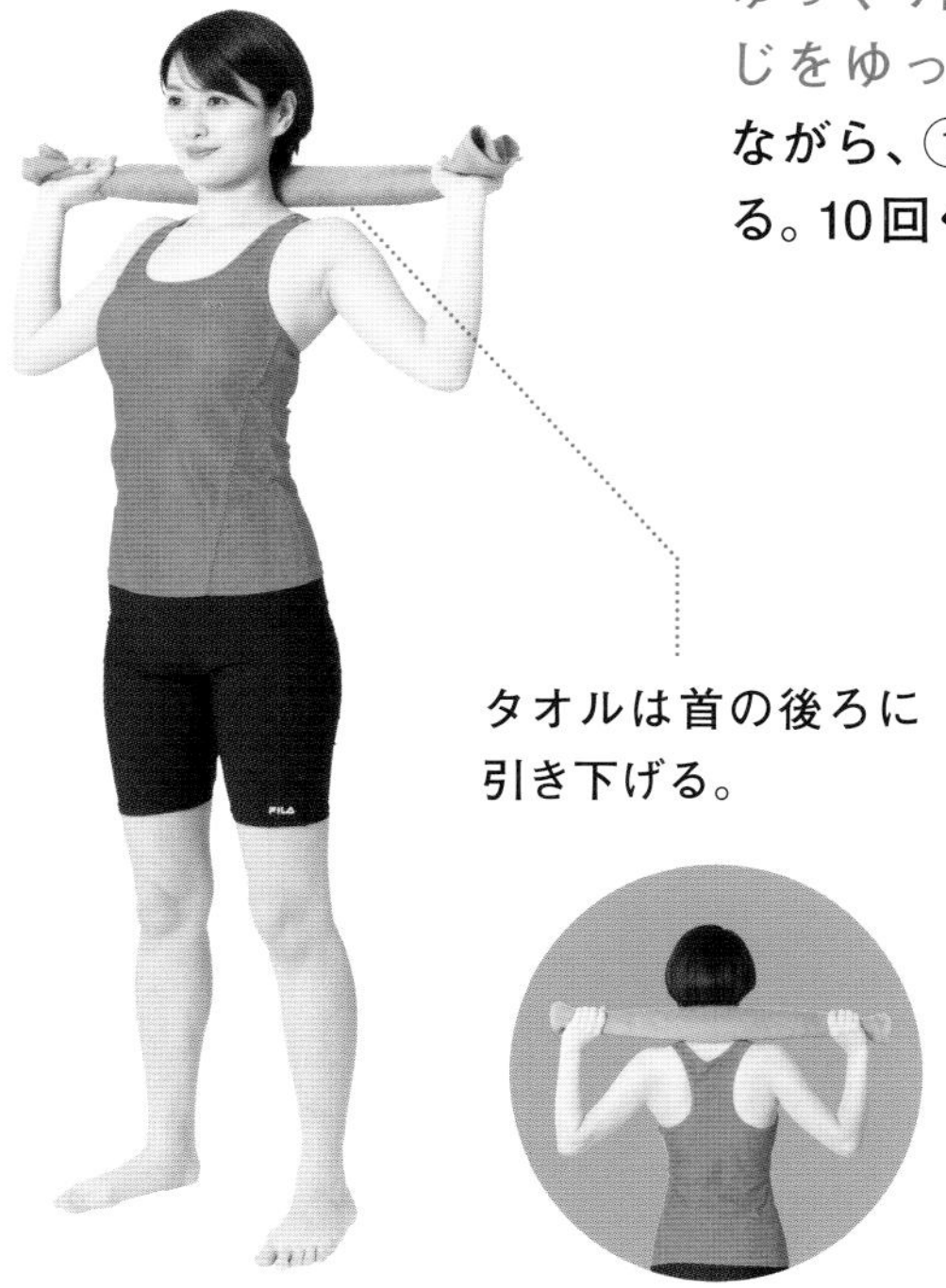
ゆっくり引き下げることで肩甲骨がほぐれる。
背すじは伸ばしたまま。
タオルは首の後ろに引き下げる。

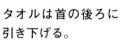

※プルダウンとは引き下げる動作のことです。

座って行ってもOK

足腰に自信のない方は、イスに座って行ってもかまいません。肩甲骨はしっかりほぐれます。

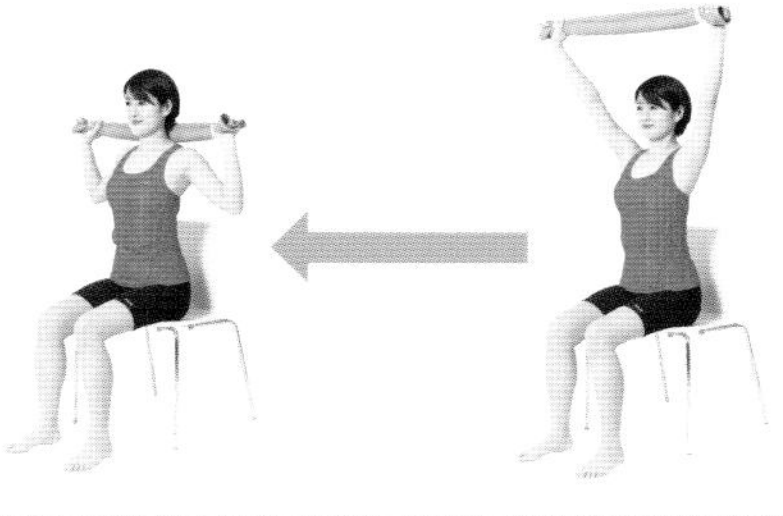

エアでローイング

ほぐしポイント ▶ 挙上 | 下制 | 内転 | 外転 | 上方回旋 | 下方回旋

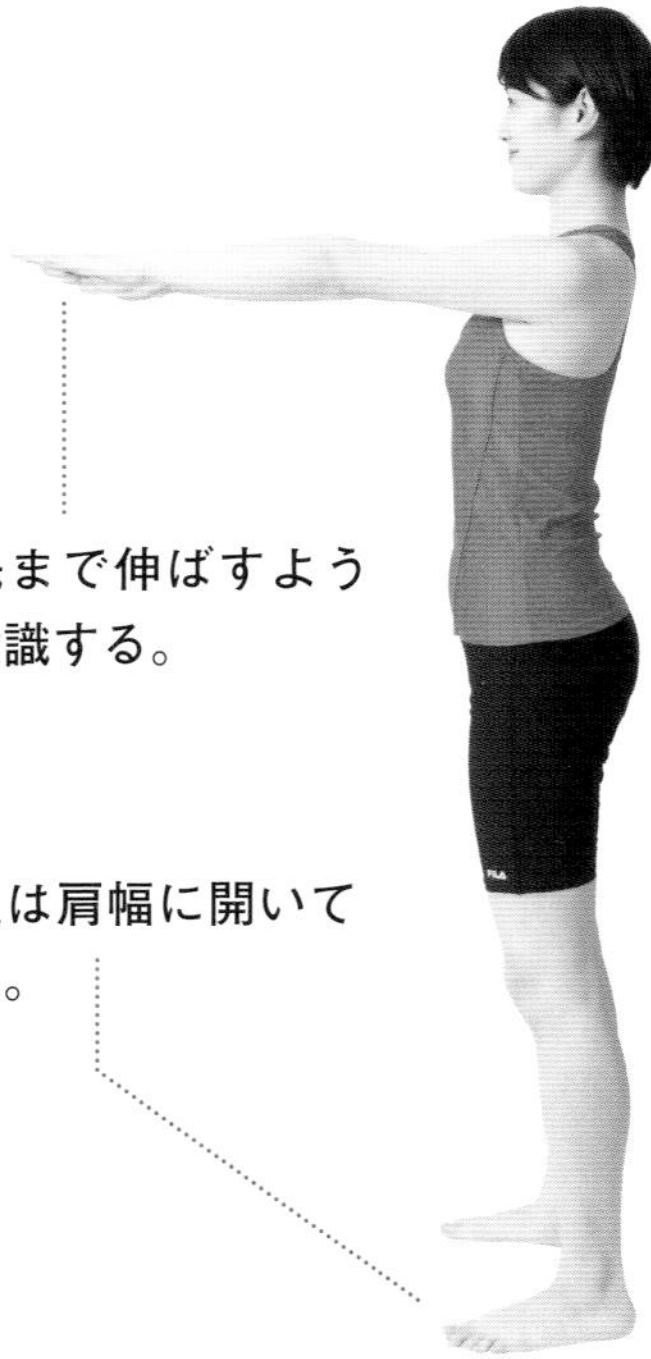

指先まで伸ばすように意識する。

両足は肩幅に開いて立つ。

1 腕を前に

両足を肩幅に開いて立ち、両腕をまっすぐ前に伸ばす。

NG

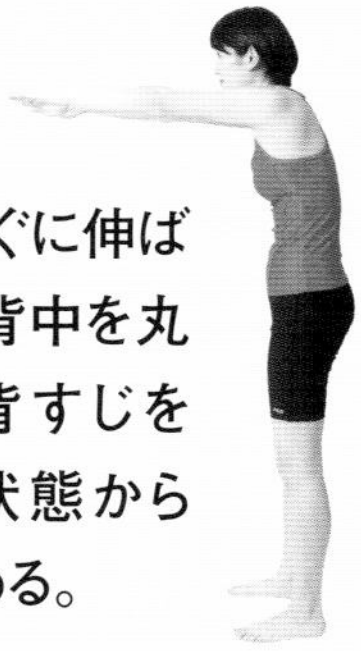

腕をまっすぐに伸ばしたときに背中を丸めない。背すじを伸ばした状態から動作を始める。

1日の目標 **5回×3セット**

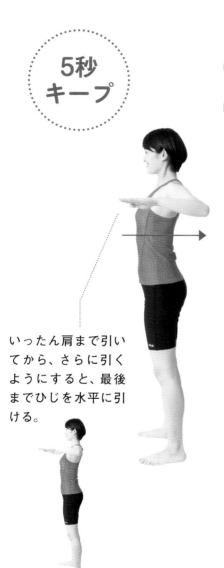

5秒
キープ

2 水平に引く

両ひじをゆっくり水平に引き、限界まで引いたら5秒キープし、①の姿勢に戻る。5回くり返す。

いったん肩まで引いてから、さらに引くようにすると、最後までひじを水平に引ける。

NG

ひじを水平に引かないと肩甲骨を寄せることができなくなる。

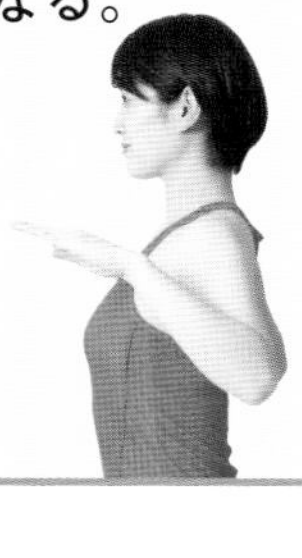

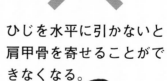

※ローイングとはボートを漕ぐように腕を引き寄せる動作のことです。

コーナー壁押し

ほぐしポイント ▶ 挙上 下制 内転 外転 上方回旋 下方回旋

1 両手を壁に

コーナーの正面に立ち、ひじを曲げ、両手を壁につける。

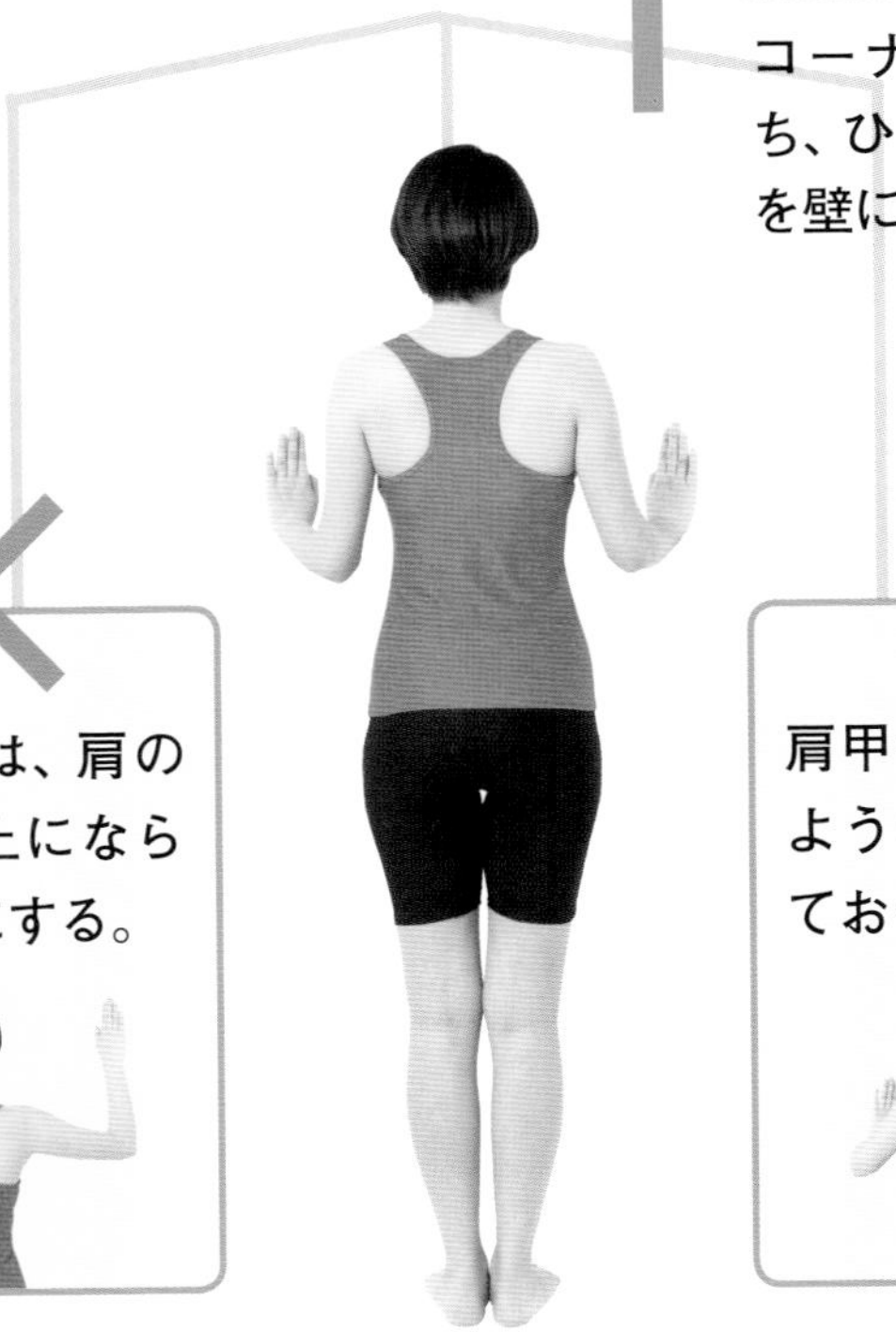

NG

手の位置は、肩の高さより上にならないようにする。

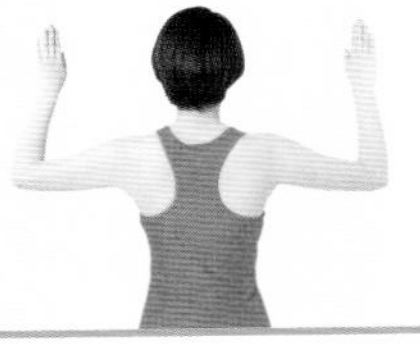

NG

肩甲骨がよく動くようにわきをしめておく。

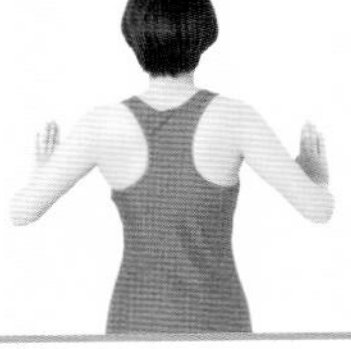

1日の目標 3回×3セット

2 体重を前に

体重を前にかけ胸を突き出し、10秒キープしたら①の姿勢に戻る。3回くり返す。

10秒キープ

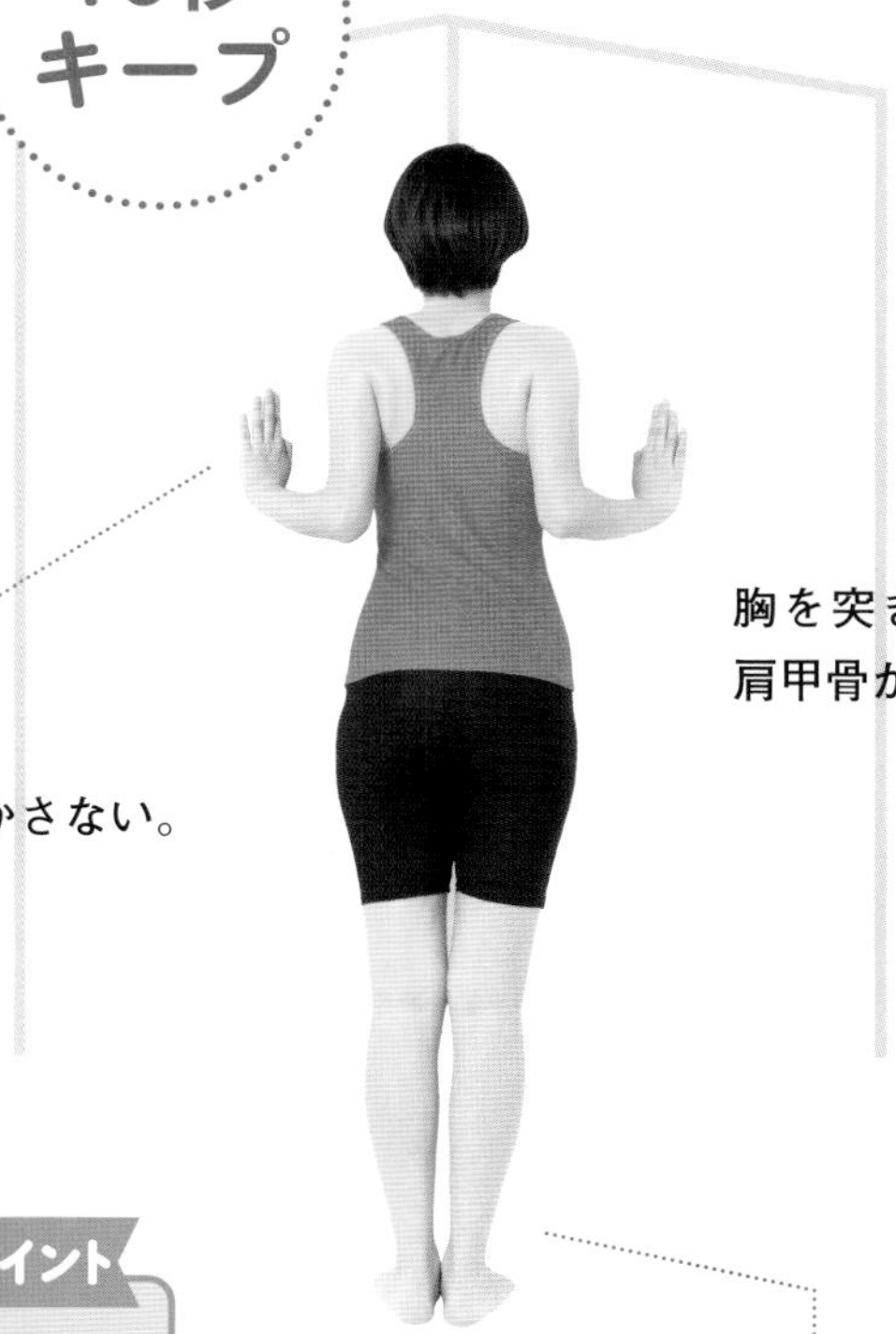

胸を突き出すことで肩甲骨がほぐれる。

手の位置は動かさない。

足の力は抜いて、壁に体重をかける。

Dr.根来ポイント

平面の壁ではなくコーナーを利用したほうが、肩甲骨がよくほぐれる。

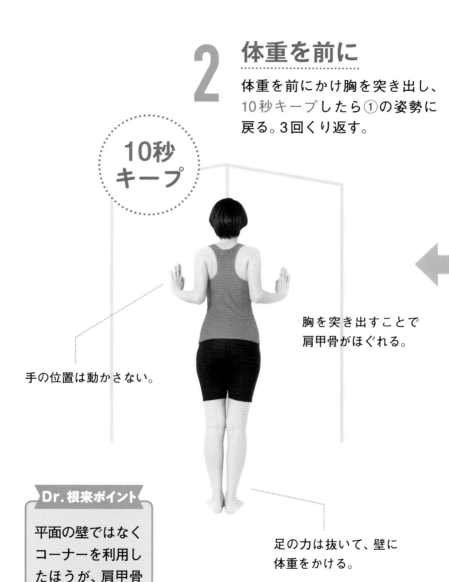

横隔膜をよみがえらせる

4・4・8呼吸法

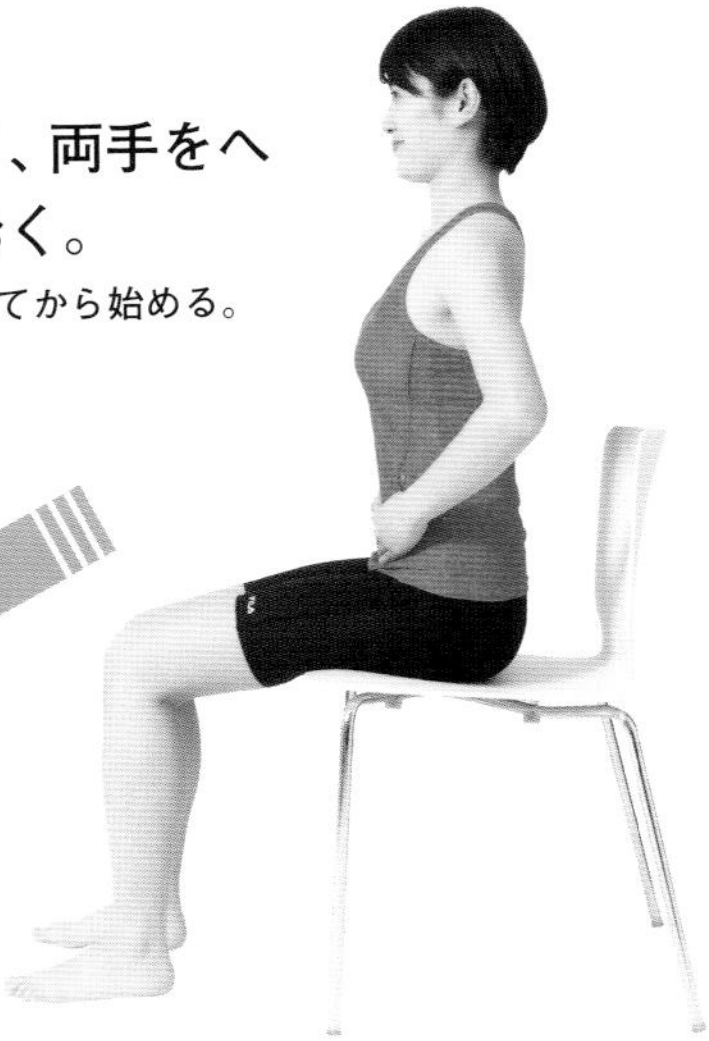

1 イスに座り、両手をへその上におく。
※息を吐ききってから始める。

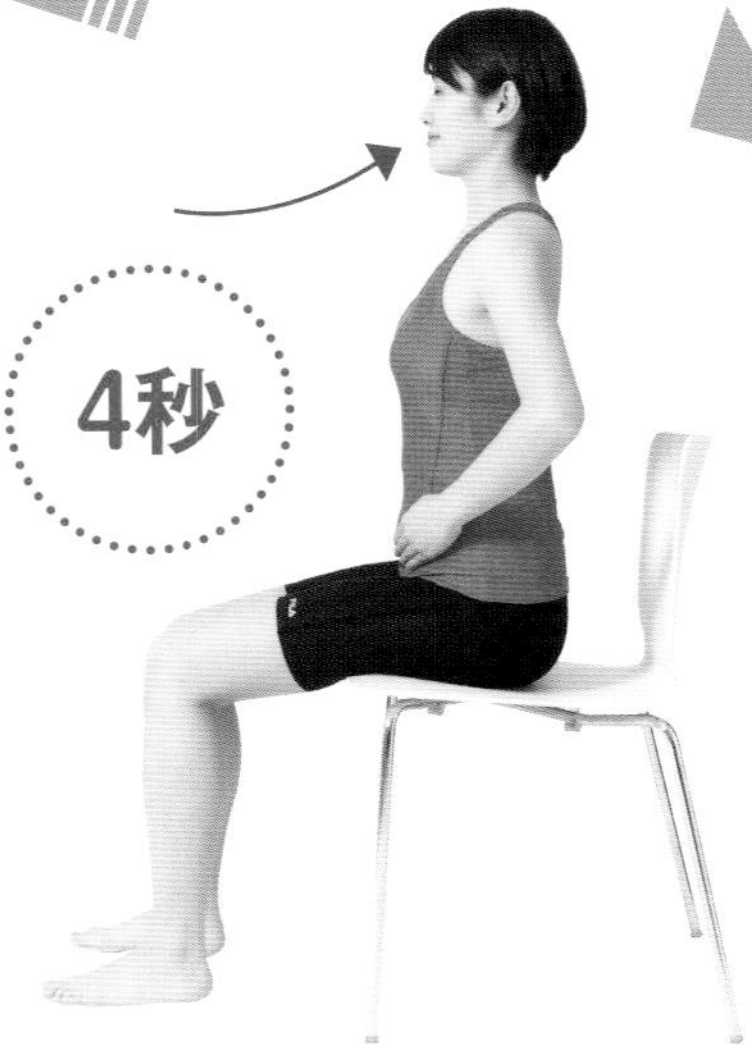

2 **吸う**

おなかをふくらませながら、4秒かけて鼻から息を吸う。

1日の目標　**2回×3セット**

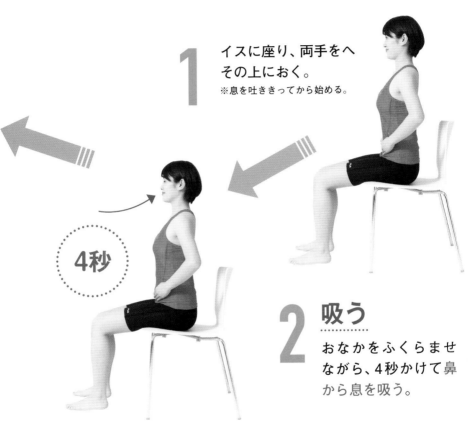

Dr.根来ポイント

横隔膜がよく動くようになると、この呼吸だけで頭がスッキリする。

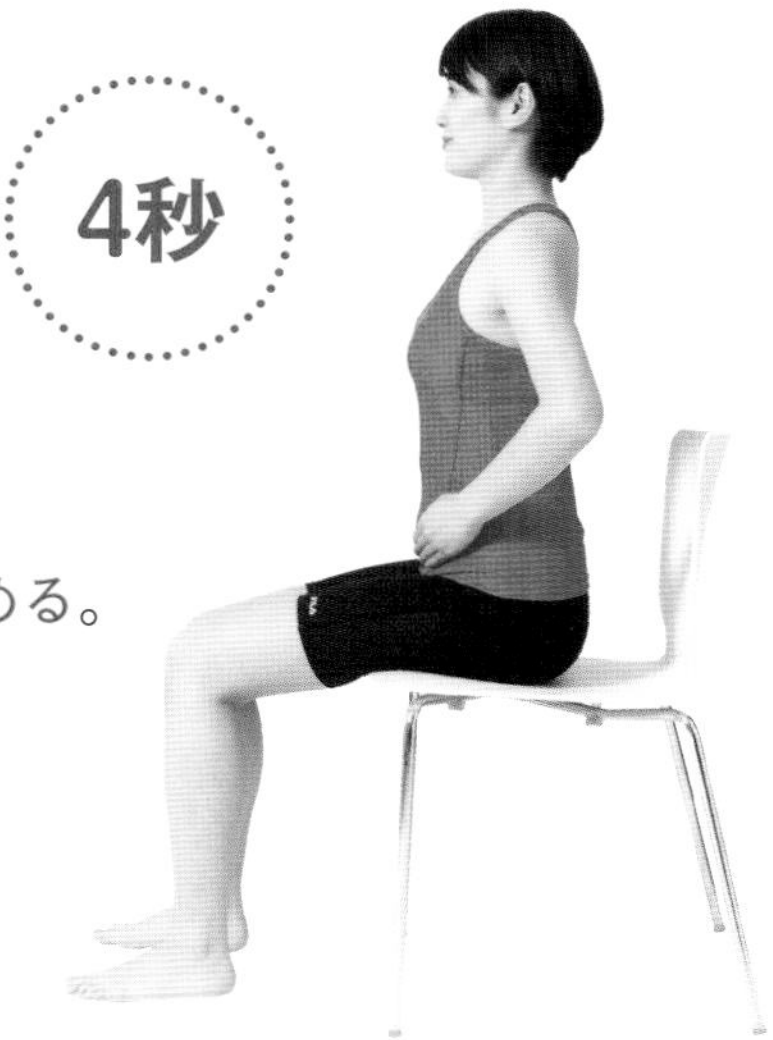

3 止める

4秒間、息を止める。

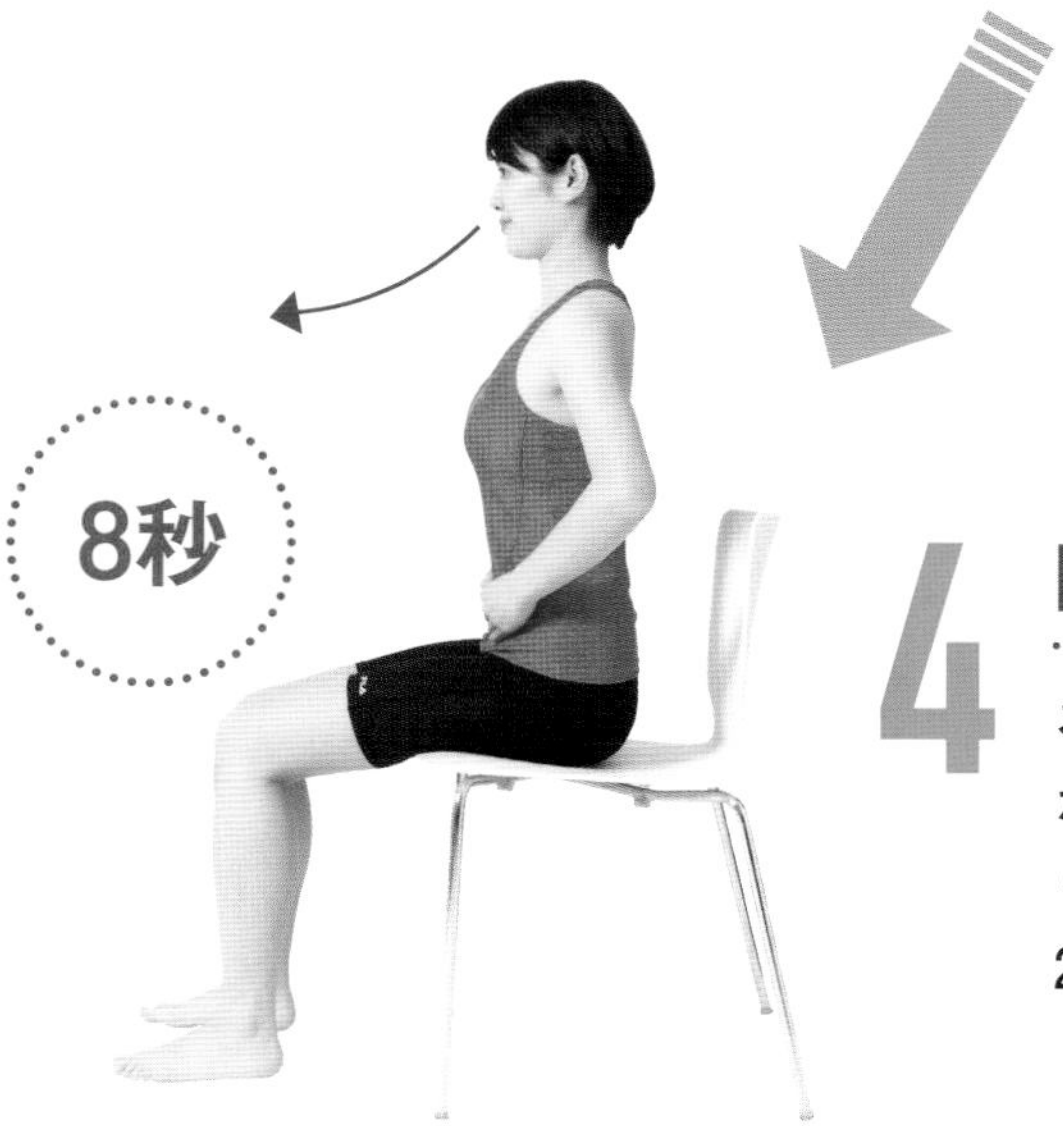

4 吐く

おなかをへこませながら、8秒かけて鼻から息を吐く。1〜4を2回くり返す。

「肩甲骨リセット」効果が倍増する横隔膜を使う腹式呼吸を身につける

横隔膜をよみがえらせる方法として、身につけたいのが「腹式呼吸」です。「4・4・8呼吸法」も腹式呼吸ですが、ふだんから腹式呼吸ができるようになると、「肩甲《けんこう》骨《こつ》リセット」の効果がさらに高まります。

腹式呼吸というと、「おなかに空気を入れてふくらませる」と思っている方もいますが、空気でおなかがふくらむわけではありません。空気が入るのは、肺だけです。腹式呼吸でおなかがふくらむのは、息を吸うときに横隔膜が下がり、胃や腸、肝臓などの消化器がおさまっている「腹腔《ふくくう》」が下に押され、行き場を失った消化器が前に押し出されるからです。

息を吐くとおなかがへこむのは、横隔膜が上がることで、腹腔がもとの場所に戻るからです。

横隔膜を上下させる。

意識すると難しく思ってしまいますが、**私たちは腹式呼吸と、肋間筋《ろっかんきん》を使って胸郭を開いたり閉じたりする「胸式呼吸」を状況に合わせて使い分けています。**活発に動いているときの日中は胸式呼吸、リラックスしているときや睡眠のときは腹式呼吸。そういう使い分けが、誰でも自然にできるようになっています。

ところが、**ガチガチ肩甲骨になると、この本来の使い分けができなくなり、意識的に腹式呼吸もできなくなります。**それだけでなく、姿勢が悪くなることで胸郭が圧迫され、胸式呼吸さえ質が悪くなるのです。

横隔膜を使った呼吸をもう一度身につける。

そのためにも、「肩甲骨リセット」に加えて、習慣にしたいのが腹式呼吸です。

次のページに、腹式呼吸の練習方法を紹介します。あおむけに寝た状態で行う練習方法です。背中を床につけると胸が動きづらくなるため、自然と腹式呼吸になります。この練習で、腹式呼吸の感覚を身につけましょう。

腹式呼吸練習法

Step 1 おなかに手を置いて

1 息を吸う

あおむけに寝て、両ひざを立て、胸の下とおなかに手を置く。鼻から息を吐き出してから、鼻から息を吸い込む。

あごが上がる人は、枕に頭を乗せ、あごを軽く引く。

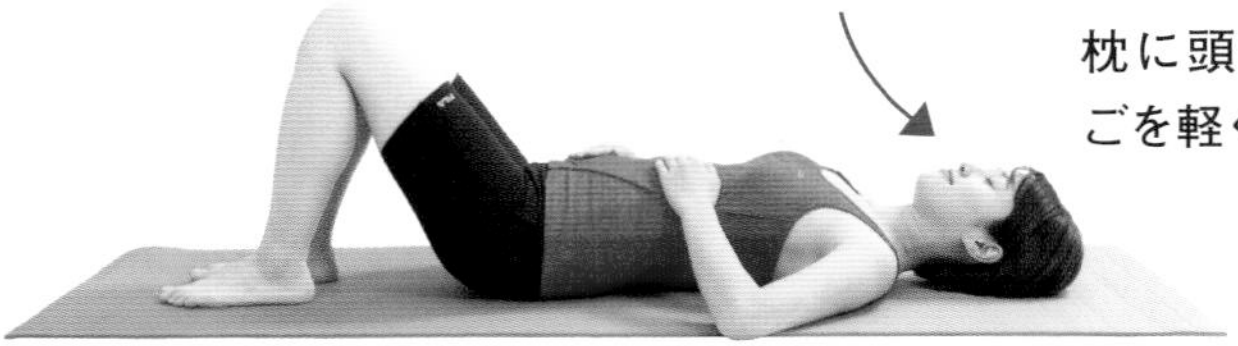

無理におなかをふくらませようとしないこと。

おなかがふくらんで手が押されるのを感じる。

2 息を吐く

鼻からゆっくり息を吐き、おなかがへこむのを確かめる。

一気に吐くのではなく、ゆっくり同じペースで吐き出す。

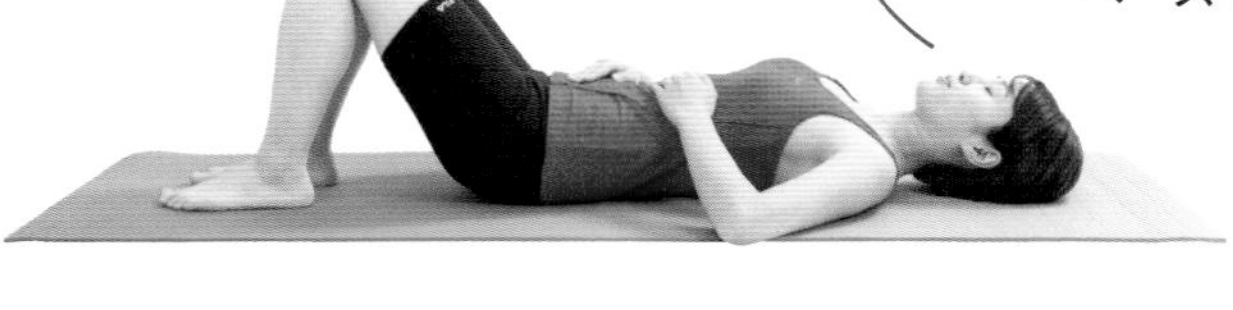

目標 1日2～3分

Step 2 おなかに本を置いて

1 息を吸う

あおむけに寝て、両ひざを立て、胸の下に手を置き、おなかの上に500gくらいの本を置く。鼻から息を吐き出してから、鼻から息を吸い込む。

あごが上がる人は、枕に頭を乗せ、あごを軽く引く。

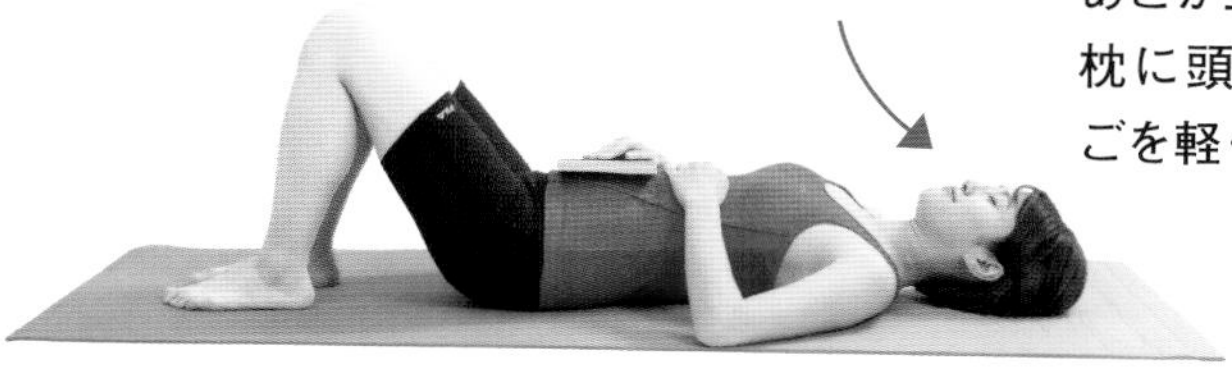

おなかがふくらんで本の位置が上がるのを確認する。

慣れてきたら、本の重量を増やす。

2 息を吐く

鼻からゆっくり息を吐き、本の位置が下がるのを確かめる。

一気に吐くのではなく、ゆっくり同じペースで吐き出す。

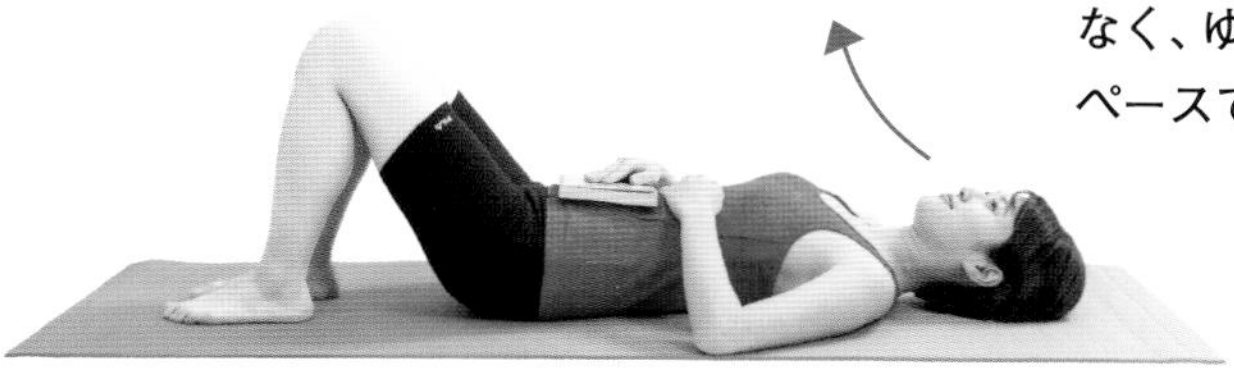

1日3分の「肩甲骨《けんこうこつ》ほぐし」と「4・4・8呼吸法」の「肩甲骨リセット」。

いつでもどこでもできる、腹式呼吸。

「肩甲骨リセット」だけでなく、腹式呼吸まで習慣になると、気づいたら肩甲骨の可動域は広がり、横隔膜を使った呼吸が自然にできるようになっています。

1週間、2週間という短期間で気になる不調が改善されるとは限りませんが、継続することで体が少しずつ変わってきます。

・肩がこることが少なくなった。
・体のだるさが消えた。
・体がらくに感じる。
・疲れが残らなくなった。

こうした症状改善はすぐに現れるかもしれません。そして、あらゆる不調の原因が肩甲骨だったとしたら、やがてそれらの不調も気にならなくなります。

第3章

「肩甲骨リセット」で

いつでも深い呼吸ができる体をつくる

浅い呼吸で細胞が酸欠になると、脳が疲れやすくなる、疲れが取れにくくなる

第3章からは、ガチガチ肩甲骨《けんこうこつ》の健康への悪影響について、さらにくわしく解説していくことにしましょう。

ガチガチ肩甲骨が、さまざまな体の不調の原因となるのは、私たちが生きるために欠かせない「呼吸」と深い関係があるからです。

まず、呼吸について話を進めていくことにします。

どうして私たちは呼吸をするのか？

それは、ご存じのように酸素を体に取り込むためです。

酸素が何に使われているのかというと、私たちの体を構成する約60兆個の細胞が活動するためのエネルギー産生です。

約60兆個の細胞の中にはそれぞれに、「ミトコン

ドリア」というエネルギーをつくる工場があり、呼吸で取り込んだ酸素と食事でとった栄養素を原料にエネルギーをつくっています。

24時間休むことなく呼吸を続けなければいけないのは、酸素は栄養素と違って、体の中にためておくことができないからです。さらにいうと、ミトコンドリア工場でつくられるエネルギーはATP（アデノシン三リン酸）といわれますが、ATPも体内にストックすることができず、通常1分以内に消費されます。

ATPの生産量は、1日にトータルで自分の体重くらい。それだけの量を、ミトコンドリア工場では不眠不休でつくり続けているのです。

このミトコンドリア工場に酸素を取り込むプロセスも、じつは呼吸と呼ばれます。つまり、私たちは、酸素を外から取り込む「外呼吸（肺呼吸）」と、その酸素を細胞内に取り込む「内呼吸（細胞呼吸）」によって、初めてエネルギーをつくり出しているのです。

ガチガチ肩甲骨で呼吸が浅くなると、この細胞呼吸がうまくいかなくなります。 メカニズムはあとで解説しますが、酸欠状態になり、原材料の運搬が滞るようになるためです。当然ながら、酸欠が起きた部位は不調が現れるようになります。

例えば、**筋肉細胞が酸欠になれば肩こりや腰痛など、肌細胞が酸欠になればシミやしわ、たるみなど**につながります。

酸欠になると最も困るのが、脳です。

脳の重量は体重の約2％ですが、酸素の消費量は全体の約20％にもなります。それだけ酸素を必要としている臓器である脳は、5分間、酸素の供給が止まるだけで壊死《えし》が始まるといわれます。

脳はちょっとした酸素不足でも、すぐに影響が出ます。例えば、立ちくらみ。あなたは、急に立ち上がったときにふらっとした経験はありますか？　立ちくらみは、脳が酸欠になって起きる症状でもあります。

また、**集中力や判断力が落ちたり、もの忘れが多くなったり、眠気が続いたり、頭痛に悩まされたりするのも、脳に十分な酸素が届けられないことで起きる症状**です。

そういう症状がある人は、呼吸が浅くなっている可能性があります。

ガチガチ肩甲骨で呼吸が浅くなると取り入れた酸素の利用効率が悪くなる

細胞が酸欠になる理由の一つは、呼吸が浅くなると、1回の肺呼吸によって取り込める酸素の量が少なくなるからです。しかも、その差は、単純に取り込んだ量の差ということになりません。

というのは、肺呼吸で取り入れた空気のすべてが、肺に送られるわけではないからです。一部は、入ってきても肺胞にまで届かないまま再度外に排出されます。その量は、1回の呼吸で150mℓになります。

この量は、呼吸が浅くても、深くても同じです。

つまり、**呼吸が浅くなるほど、酸素を体内に取り込む効率が悪くなる**ということです。

私たちは、大人の場合、1分間に約15回の呼吸を行います。

1回の呼吸で取り込む空気の量（換気量）は、平均500㎖。ちなみに、このうちの21％が酸素、78％が窒素《ちっそ》になります。換気量を1日に換算すると、1万ℓ以上。500㎖のペットボトル約2万本になります。

肺呼吸で500㎖の空気を取り込んでも、細胞に送られるのは350㎖。1分間にすると7500㎖取り込んで、5250㎖が細胞に送られることになります。

これが、呼吸が浅くなるとどうなるか。

例えば、1回の換気量が250㎖だとしたら、同じだけの空気を取り込むには30回の呼吸が必要になります。1回当たりに細胞に送られる空気は100㎖になるので、30回で3000㎖。その差は、たったの1分間で2250㎖にもなります。

深い呼吸と浅い呼吸では、イメージする以上に細胞への酸素供給量に違いが生まれます。それだけ細胞の活動が悪くなるということです。

浅い呼吸で呼吸数が増えると、せっかくの酸素がムダになる

浅い呼吸で取り込む酸素の量が少なくなるのも酸欠の理由ですが、**浅くなって呼吸数が増えると、酸欠はさらに深刻**になります。

肺呼吸で取り入れた酸素は、血管を通じて各細胞に運ばれます。そのさいに、**酸素の運搬を担当するのがヘモグロビン**です。血管が道路で、ヘモグロビンが配送用の車と考えるとわかりやすいかもしれませんね。

ただし、ヘモグロビンは、目的地の細胞に到着したからといって、自動的に酸素を渡すわけではありません。**ヘモグロビンが酸素を切り離して細胞に渡すさいには、一定濃度の二酸化炭素が必要なのです。**

つまり細胞は、**細胞内にある二酸化炭素が少ないと、十分に酸素を受け取れないと**

いうことです。そして、渡されなかった酸素は配送車に積まれたままもとに戻り、体の外に出されてしまいます。

この**二酸化炭素の量と関係してくるのが、呼吸数**です。

大気中の二酸化炭素濃度は約0・04％ですが、息を吐き出すときの濃度は約5％。1回の呼吸で、吸ったときの125倍の二酸化炭素を吐き出しています。その量は、呼吸数が増えれば増えるほど多くなります。

二酸化炭素不足になると、細胞は、せっかく届けられた酸素を受け取れず、ただ見送るだけ。そして、酸欠状態に陥ってしまうのです。

二酸化炭素は不要な老廃物というイメージがありますが、**酸素以上に大切なのが、実は二酸化炭素**なのです。普通に生活できている状態なら、呼吸が浅くても、深くても、血液中の酸素が不足することはほとんどありません。どちらかというと余っている状態で、安静時であれば取り込んだ酸素の約75％、運動時でも20～25％が使われずに排出されています。

ガチガチ肩甲骨は体をサビつかせる 活性酸素を増やして細胞を攻撃する

呼吸が浅くなることで体内が二酸化炭素不足になり、酸素が余るようになると、健康に害を及ぼす問題がさらに生まれます。

それは、**活性酸素**。

活性酸素は毒性の高い物質で、ミトコンドリア工場でエネルギーがつくられるときに、取り込まれた酸素の約1～2％が活性酸素に変化します。ただし、この段階で害を及ぼすわけではありません。

活性酸素は、その毒性を活かして、体内に入ってきたウイルスや細菌を攻撃してくれる、私たちにとっては頼もしい味方です。

ところが、活性酸素が過剰に増えすぎると、味方から敵に一転。なんと、**自分の細**

胞を攻撃するようになります。

それが、酸化という現象です。

活性酸素によって細胞が攻撃されると、細胞の機能は低下し、最悪の場合、細胞自体が死滅します。金属が酸化するとサビてボロボロになりますが、細胞も同じような状態になってしまうのです。

活性酸素が増える理由の一つは、加齢による活性酸素を除去する（抗酸化）システムの劣化です。私たちの体に備わっている抗酸化システムのピークは20代。年とともに体の機能のあちこちが衰えてくるのは、活性酸素を処理しきれなくなるからで、それが、いわゆる老化現象というものです。

もう一つの理由は、活性酸素の大量発生です。

ストレス、食べすぎ、飲みすぎ、不健康な生活習慣、喫煙、食品添加物、紫外線、激しい運動など、発生因子はさまざまですが、原料となるのは酸素。つまり、物理的、肉体的、精神的ストレスがかかることによって、活性酸素が大量に発生してしまうのです。

体のサビは万病のもといわれるように、活性酸素による攻撃は、あらゆる病気の原因になります。

活性酸素の被害を最も受けやすいのが血管です。

血管の中は、血液や酸素のほかにコレステロールも流れています。コレステロールは脂質の一つで、細胞膜をつくったり、ホルモンの原料になったりする大切な栄養素です。

このコレステロールの**LDLコレステロールという種類が悪玉コレステロールと呼ばれるのは、活性酸素によって酸化LDLコレステロールとなり、血管壁を傷つけて、血管拡張作用を損なうから**です。

サビついたLDLコレステロールは、血管の壁に蓄積されてこぶのようになり、やがて脳梗塞《こうそく》や心筋梗塞の原因になります。もちろんこれらの疾患はそれだけで発症するわけではありませんが、発症の大きな要因になりえます。

浅い呼吸が続くと交感神経が刺激され、自律神経が乱れる

第1章で、ガチガチ肩甲骨《けんこうこつ》で呼吸が浅くなる最大のデメリットは、自律神経をコントロールできなくなることと話しましたが、肺呼吸と同じように、細胞呼吸もまた自律神経にコントロールされています。

当然ながら、**自律神経が乱れると、細胞呼吸もうまく行われなくなります。**

私たちが意識しなくても、呼吸がくり返され、心臓が動きつづけ、体温が維持されるのは、すべて自律神経のおかげ。**自律神経が正常に働いてくれることで、私たちは生きていられる**のです。

ホルモンと並んで体の二大制御機構の一つである、この自律神経には、異なる役割を持つ2つの神経があります。

一つは、**「闘争と逃走の神経」と呼ばれる交感神経**。

体を活発にするアクセルの役割で、優位になると、心拍数を増やし、血管を収縮させ、血圧を上げ、発汗を促します。

もう一つは、**「休憩と食事の神経」と呼ばれる副交感神経**。

体を休ませるブレーキの役割で、優位になると、心拍数を下げ、血管を拡張し、血圧を下げ、胃腸での消化活動を活発にします。

交感神経と副交感神経の働き

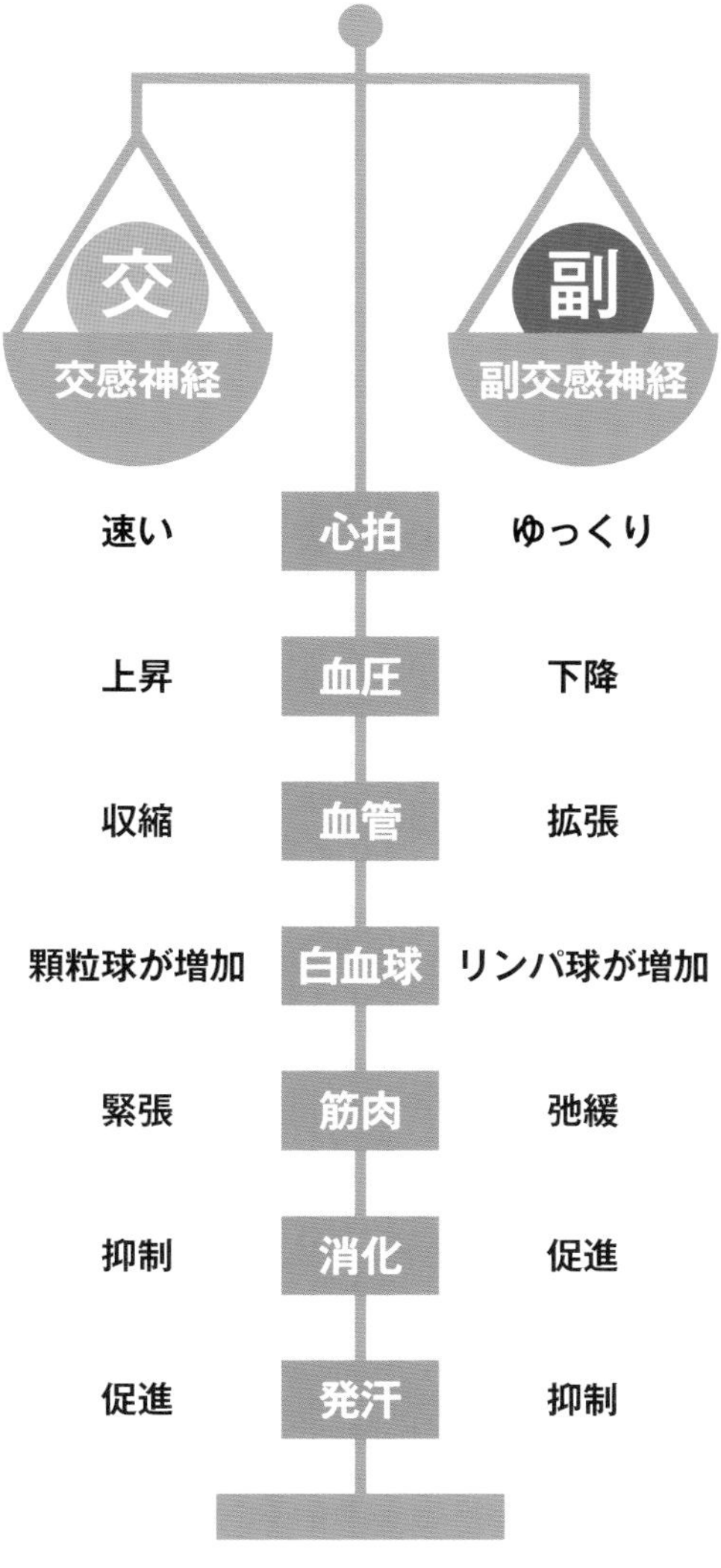

この**2つの神経がバランスよく働くことが、健康を維持するポイント**。

交感神経が優位な状態が長く続くと、血管が収縮している時間が長くなって血流が悪くなります。また、血圧が高くなることで血管にダメージを与え、脳梗塞《こうそく》や心筋梗塞のリスクが高くなります。

逆に、活発に動かなければならない日中に副交感神経が優位な状態が続くと、リラックスしすぎて、体も心もだらけてしまいます。

それでは、自律神経はどういうバランスが最もいいのでしょうか。

それは、**交感神経、副交感神経がどちらも高い状態で安定していること**です。

この状態を、**自律神経の総合力(トータルパワー)**が高いといいます。

しかし、残念なことに、**トータルパワーのピークは10代**。以降は年齢とともにゆるやかに下降していきます。そして、男性は30代、女性は40代で急降下。その後は、10年単位で15%ずつ下落していくことになります。

下降する要因は、副交感神経の衰えです。

ストレスやイライラで交感神経が優位になっているときに分泌《ぶんぴつ》されているのが、ノルアドレナリンやコルチゾールというホルモンです。

ノルアドレナリンは脳を覚醒《かくせい》させてやる気を出してくれたり、コルチゾールは血圧や血糖値を上げてストレスを抑えようとしてくれたり、適度に分泌されているときはいい作用をするのですが、**過剰になると不安や恐怖、高血圧、高血糖など心身に悪影響を及ぼします。**

こうした**ノルアドレナリンやコルチゾールの暴走を止めるのが、ハッピーホルモン、あるいは、幸せホルモンと呼ばれるセロトニン**です。

セロトニンは、主にリズム運動によって分泌されます。

分泌されると精神が安定し、ストレスをうまく受け流せるようになります。

ちなみに、心の病である「うつ病」の治療薬には、セロトニンの濃度を維持するように働く薬が使われています。

深い呼吸ができるようになると、パフォーマンスに影響する脳波まで変わる

副交感神経のスイッチを押せるような深い呼吸ができるようになると、脳波まで変わってきます。脳波は周波数によって、大きく「α《アルファ》」「β《ベータ》」「θ《シータ》」「δ《デルタ》」に分類されます。

α波…リラックスしているときや集中しているとき
β波…イライラしているときや興奮しているとき
θ波…まどろんでいるときや浅い眠りのとき
δ波…寝ているときや意識がないとき

最もパフォーマンスを発揮できるのはα波のときですが、通常は10％程度。交感神経が優位になりすぎるとβ波が多くなります。しかし、**「肩甲骨リセット」で呼吸が変わると、α波の割合を増やすことができる**のです。

自律神経をコントロールできると免疫力がアップして感染症に強くなる

深い呼吸は、免疫力もアップします。

私たちの体には、ウイルスや細菌などの外敵から体を守る防御システムが生まれつき備わっています。それが、「免疫」です。

その主役が、血液中に含まれる白血球。

白血球には「顆粒球《かりゅう》」「リンパ球」「単球」があり、それぞれ外敵と戦ってくれていますが、やっかいなのは顆粒球です。

というのは、顆粒球には二面性があるからです。ふだんは、体内に入ってきた異物や細菌などを食べて体を守ってくれているのですが、過剰に増えると、自分の細胞を攻撃する活性酸素の大量発生につながるのです。

交感神経が優位な状態が続くと、この顆粒球が必要以上に増えてしまいます。

抑えるには、副交感神経のスイッチを押すこと。

副交感神経が優位になるとリンパ球が増え、カゼやインフルエンザにかかりにくくなります。また、健康な人でも毎日約５０００個生まれているというがん細胞も摘み取ってくれます。

肩甲骨が硬くなって呼吸が悪くなると、細胞呼吸がうまくいかなくなり、活性酸素が増え、自律神経が乱れ、その自律神経をコントロールすることもできなくなります。あなたの体に起きているさまざまな不調は、もしかするとガチガチ肩甲骨から始まっているのかもしれません。

だとしたら、「肩甲骨リセット」です。

いつでも深い呼吸ができる体を取り戻すだけで、細胞が元気になり、サビない体になり、自律神経のバランスを整えられるようになります。

第4章

「肩甲骨リセット」で毛細血管をよみがえらせる

ガチガチ肩甲骨で全身に張り巡らされている毛細血管が危ない

肩甲骨《けんこうこつ》が硬くなると、私たちの大切な血管にも影響を及ぼします。

肩甲骨まわりの筋肉が衰えることで血流が悪化するのは想像できるかもしれませんが、**ガチガチ肩甲骨による血管へのダメージはもっと深刻**です。それによって、体のあちこちに気になる症状が現れるようになります。

「人は血管から老いる」といわれるように、多くの生活習慣病も、心臓病や脳卒中などの命にかかわる病気も、すべて血管の老化から始まります。


ところであなたは、「血管」と聞いてどんなものをイメージしますか？

おそらく、動脈や静脈といった太い血管をイメージすると思います。心筋梗塞《こうそく》や脳卒中を解説するメディアの画像や献血のときに注射針を刺される血管などのイメージが、頭の中にインプットされているからでしょう。

血管には、その動脈、静脈のほかに、**最新医療で注目を集める毛細血管**の3種類があります。

動脈は心臓から送り出される血液が通る血管、静脈は心臓に戻る血液が通る血管、そして毛細血管は、全身の細胞のまわりに網の目のように張り巡らされている血管です。心臓から送り出された血液は、動脈から毛細血管、そして静脈へと流れ、40〜60秒で全身を一巡します。

この3種類の血管の中で、最も多いのは毛細血管です。というより、血管のほとんどが毛細血管で、その割合は99％。その長さは、全長9万9000km。動脈、静脈、毛細血管の面積を比べると、1：2：700〜800になります。

毛細血管は肉眼で確認できないほど極細の血管ですが、**血管の99％に当たる毛細血管がダメージを受けたり、機能が低下したりすると、劣化した毛細血管のある部位の機能はもちろん低下します。**

この毛細血管にダメージを与えるのが、実はガチガチ肩甲骨なのです。

毛細血管がダメージを受けると細胞に酸素が届けられなくなる

毛細血管の主な役割は、第1章でも紹介したように、次の5つです。

①酸素を届け、二酸化炭素を回収する
②栄養素を届け、老廃物を回収する
③免疫細胞を届ける
④ホルモンを運んで情報を伝達する
⑤体温を一定に保つ

5つを並べてみるとわかりますが、毛細血管はいろいろなものを運ぶ通路です。宅配便が高速道路や幹線道路といった大きな道から自宅前を通る小さい道を通って、自宅にまで商品を届けられるように、**毛細血管があって初めて、細胞は酸素や栄養を受け取ることができるし、不要になった老廃物や酸素と交換した二酸化炭素を回**

収してもらうことができるのです。

ミトコンドリア工場でエネルギーをつくるための細胞呼吸は、どれだけたくさんの酸素を外呼吸によって取り込んだとしても、毛細血管がなければ成り立たないのです。そのため、全身の約60兆個の細胞すべてが、毛細血管から0・03㎜以内に存在します。

この毛細血管がガチガチ肩甲骨でダメージを受けるのは、呼吸が悪くなることで自律神経が乱れ、コントロールが悪くなるからです。

自律神経が血管を支配・コントロールしているため、交感神経が優位になりつづけてバランスをくずすと毛細血管の機能が低下します。具体的には、毛細血管内の血流が悪くなり、やがて血液が流れなくなります。

要するに、何も運べないし、回収もできなくなるということです。

こうした毛細血管の状態を、「**ゴースト血管**」といいます。**管はあるのに血液が流れない血管**です。

ゴースト血管化は、加齢によっても起こります。
健康な毛細血管の細胞は1000日くらいで新しい細胞に入れ替わりますが、40代から新陳代謝されることなく死んでいく細胞が増え、60代になると、毛細血管の数が4割も減るといわれています。

ゴースト血管状態が続くと、血管を構成する細胞が死んでしまい、血管そのものが消滅してしまうことになります。
当然ながら、その毛細血管から酸素や栄養素などを届けてもらっていた細胞も活動することができなくなり、機能不全の細胞を抱えた臓器や器官ではさまざまな不調が現れるようになります。

それではここで、毛細血管がどれくらい衰えているかチェックしてみましょう。

□忘れっぽくなった、すぐにイライラする、だるい
□動悸《どうき》、不整脈、めまい、血圧が高い

□あざができやすい、傷が治りにくい
□口が乾く、舌の色が悪い、口臭がある
□胃もたれ、胃痛、おなかが張る
□疲れやすい、カゼを引きやすい
□足のしびれやむくみがある、手足が冷える
□抜け毛、白髪が急に増えた
□寝つきが悪い、眠りが浅い
□顔色が悪い、肌つやがよくない、シミ、しわ
□ドライアイ、目が痛い、かすみ目、目の充血、目やにが多い
□鼻血が出やすい、鼻水が多い
□爪が白っぽい、爪にすじが多くデコボコしている

いくつ該当しましたか？

多ければ多いほど、あなたの毛細血管は衰えています。

もう一つ、毛細血管の劣化がわかるチェック方法を紹介しましょう。
爪床《そうしょう》圧迫テストというものです。

①人さし指の爪の部分を、もう片方の手の指先で上下から挟むようにしてつまみ、5秒間強く圧迫します。

②つまんでいた指を離して、爪の色を観察します。

指を離した瞬間は、爪の毛細血管の血液が押し出されて爪の色が白っぽくなりますが、しばらくすると爪に赤みが戻ってきます。2秒以内ならOK。2秒以上かかるなら毛細血管の循環が悪くなっています。

あなたの毛細血管は、大丈夫だったでしょうか?

2つのチェックで毛細血管の状態が悪いとしたら、**あなたの気になる体の不調は、もしかすると毛細血管が衰えているのが原因かもしれません**。早速「肩甲骨《けんこうこつ》リセット」で、毛細血管が元気になる呼吸を取り戻しましょう。

毛細血管が劣化すると、疲れやすく、疲れが抜けなくなる

毛細血管の大切な役割の一つは、体中のいたるところで発生する老廃物の回収です。脳内に老廃物が残れば脳が疲れやすくなったり、筋肉内に残れば疲れが抜けなかったりなど、さまざまな不調の原因になります。

この**老廃物のおおよそ80~90%が毛細血管によって回収され、静脈に流れ込み、体の外に排出されます**。毛細血管の働きが鈍くなったり、ゴースト血管になったりすると、老廃物のほとんどが回収されなくなるということです。

それでは、毛細血管で回収されなかった10~20%の老廃物はどうなるか。

残った老廃物は、リンパ系（リンパ管・リンパ液）によって回収されます。リンパ系は毛細血管にからみつくように存在し、残った老廃物をきれいに回収してくれているのです。

このリンパ系に関連してくるのも、実はガチガチ肩甲骨なのです。

先ほど、血液は40～60秒で全身を一巡すると話しましたが、リンパ系には血液を押し出す心臓のポンプのような役割の臓器がないため、のろのろ運転。1分間で24㎝くらいしか進みません。

リンパ系で回収した老廃物が終着駅となる足先から鎖骨の下にある静脈角《じょうみゃくかく》まで届くのに、半日近くもかかってしまいます。

リンパ系の流れをサポートする重要な部位の一つが、筋肉です。筋肉が収縮することによって、リンパ系はよりスムーズに流れます。

逆に筋肉が衰えていたり、そもそも筋肉を動かしていなかったりすると、老廃物をなかなか静脈角まで届けられないことになります。

その重要な役割を担っているのが、重力に逆らって引き上げるために欠かせない「第二の心臓」といわれるふくらはぎ、そして、**鎖骨下の静脈角に近い位置にある肩甲骨まわりの筋肉**です。

ガチガチ肩甲骨になると、毛細血管だけでなく、リンパ系の動きまで悪くし、疲れやすく、疲れが抜けない体をつくってしまうのです。

体のむくみも、毛細血管やリンパ系の滞りです。

体の水分は、血管やリンパ管、細胞と細胞の間を、浸透圧の作用で行き来しています。このバランスがくずれると、細胞と細胞の間（内部環境）に水がたまるようになります。それが、むくみです。

不要になった水分はリンパ系に回収されるはずですが、劣化したり、滞りが起きるようになると回収しきれず、皮膚の下にたまるようになります。皮膚の下にたまるのは、リンパ管の70％が皮下組織に存在するからです。

むくみがあるということは、老廃物や疲労物質を含んだ汚水が回収されずに体内に残っているということ。**体のだるさが続いたり、疲れがなかなか取れなかったりするのは、毛細血管やリンパ系がうまく機能していないから**でもあるのです。

毛細血管の劣化で新陳代謝が滞ると腸内環境が悪化し、胃腸の働きが悪くなる

腸内環境と健康との関係はいろいろなところで紹介されていますが、腸内の毛細血管が劣化すると、やはり胃腸に不具合が起きるようになります。

ミトコンドリア工場でつくられるエネルギーの材料となる栄養素は、毛細血管を通じて胃腸から吸収され、細胞に運ばれます。その吸収現場となる胃腸の粘膜は、微小なひだでびっしり覆われており、その一つひとつのひだに毛細血管が存在します。健康な胃腸の粘膜の細胞は1～2日でターンオーバーしますが、毛細血管が劣化してくるとターンオーバーがうまくいかなくなります。そうなると、ひだが萎縮《いしゅく》してきて、毛細血管はさらに劣化が進みます。最悪の場合、脱落してしまうこともあります。

胃腸の細胞につながる毛細血管の機能が低下すると、ミトコンドリア工場に届ける

栄養素の吸収も老廃物の回収も滞るようになります。胃腸の細胞そのものにも酸素や栄養素が届かなくなるので、胃腸の働きも悪くなります。

胃腸の働きが悪くなるとは、消化活動が停滞するということ。

食べた物が消化されずに長い時間胃にとどまれば、胃もたれや胃腸炎、胃潰瘍《かいよう》などを引き起こすこともあります。**便秘が続くのも、すぐにおなかをくだしてしまうのも、実は毛細血管の劣化が原因かもしれません。**

腸内環境の悪化は、胃腸の働きを悪くするだけにとどまりません。

腸に滞留《たいりゅう》した老廃物やガスが腸管を通じて全身にまわると、頭痛や肩こり、だるさなどや、シミやしわといった肌のトラブルにもつながります。

胃腸の粘膜の微小なひだには、栄養素を効率的に吸収できるように、細かい微絨《びじゅう》毛《もう》が生えています。広げるとテニスコート一面分の広さ。この絨毛には免疫細胞が入り込んでいて、外からのウイルスや細菌の侵入をブロックしています。

毛細血管が劣化して腸内環境が悪化すると、免疫機能の低下にもつながってしまうのです。

免疫細胞が届けられなくなると外敵の侵入を防げず免疫機能が低下する

そもそも、毛細血管が劣化すると免疫機能が低下します。

免疫の主役である白血球は、毛細血管に乗って全身をパトロールし、体の中にウイルスや細菌などの外敵を発見すると攻撃し、駆逐しています。毛細血管をつくっている内皮細胞自体も、白血球と連携して外敵と戦います。

私たちの体には、健康な人でもがん細胞が1日に約5000個もできることがわかっています。それでも健康を維持できるのは、白血球の一つであるリンパ球が毛細血管に乗ってパトロールしてくれているおかげ。超早期発見で、撃退してくれているのです。

毛細血管の数が減ったり、機能が低下したりすると、このパトロール機能が低下します。外敵の侵入を発見できなくなったり、戦うための白血球を届けられなくなったりするのです。

日本人の国民病でもある糖尿病の三大合併症は、毛細血管の劣化が原因だった

糖尿病も、実は毛細血管が深くかかわる病気です。

糖尿病とは、すい臓から分泌《ぶんぴつ》されるインスリンの量が不足したり、働きが悪くなったりすることで、血液中のブドウ糖が取り込まれなくなり、高血糖状態が続く病気です。

インスリンの分泌機能そのものが悪いI型、インスリンの働きが悪くなるII型がありますが、日本人の糖尿病患者の約95％がII型になります。II型は生活習慣病の一つで、I型は遺伝的要因が強いとされています。

糖尿病は、高血糖状態が続くことで毛細血管にダメージが蓄積され、それが進んで全身の毛細血管がボロボロになっていく、というのが病態の本質。糖尿病は、毛細血管の病気ともいえるのです。

糖尿病の怖いところは、毛細血管の劣化が気づきにくいように、自覚症状がないまま静かに進行していくところです。そして、毛細血管が少しずつダメージを受け、その毛細血管とつながる臓器がじわじわと蝕まれていくのです。

そして、**ガチガチ肩甲骨による毛細血管へのダメージが重なると、糖尿病の進行は加速する**ことになります。

その先にあるのが、**腎《じん》障害、網膜症、神経障害という三大合併症です。いずれも毛細血管がボロボロになることで発症**します。

腎障害は、腎臓の毛細血管が劣化することで、老廃物をうまく処理できなくなり、正常な尿をつくれなくなります。腎不全に至ると、透析を受けなければいけない状況になります。

網膜症は、網膜の毛細血管が傷つけられて視力が低下し、最悪の場合、失明することもあります。神経障害は、全身に張り巡らされている末梢《まっしょう》神経が毛細血管から十分な栄養素や酸素を受け取れず、全身のさまざまな臓器で不具合が起きるようになります。

毛細血管の劣化は、見過ごしてはいけないものなのです。

脳の毛細血管がダメージを受けると、認知症のリスクが高くなる

毛細血管の直径は髪の毛の10分の1程度で、100分の1㎜以下。イメージできないくらい超極細なのが毛細血管です。

それだけに少しのダメージでもつまってしまい、すぐに血液が流れなくなります。

細胞の酸欠でダメージを最も受けるのは脳である、と話しましたが、毛細血管の劣化の影響を最も受けるのも脳です。**全身の血液量の15%を必要とする脳には、毛細血管がたくさん張り巡らされているため、その影響は深刻**なのです。

60〜70代の脳をCT（コンピュータ断層撮影）の画像で見ると、微細な血管が少しずつつまっているのがわかります。脳の毛細血管がつまると、微小な脳梗塞《こうそく》が起こり、そこにある脳細胞は壊死《えし》する可能性があります。つまった場所や壊死する程度によっては、記憶力の低下や認知症の発症につながることもあります。

1日3分の「肩甲骨リセット」で毛細血管はいくつになっても増やせる

劣化するとさまざまな体の不調の原因になる毛細血管ですが、ダメージを受けた毛細血管を元気にすることも、増やすこともできます。しかも、それは何歳からでも日常生活のちょっとした習慣で可能なのです。

ただし、加齢による毛細血管の減少を止めることは難しいので、若いころと同じ量まで回復できるわけではありません。あくまでも、年齢相応な毛細血管の量と質を維持するのが目的になります。

弱っている毛細血管を復活させ、健康な毛細血管を増やすということです。

血管の細胞は、血管がつまって血液が流れなくなると機能が低下するのとは逆で、血液がよく流れるようになるとよみがえりやすくなります。

つまり、**ダメージを受けた毛細血管を復活させ、健康な毛細血管を増やすには、毛**

細血管に血液がよく流れるようにしてあげること、血流をアップすることが重要なポイントになります。

それを可能にするのが、副交感神経のスイッチです。

副交感神経が優位になると、血管がゆるんで血流がよくなります。逆に、交感神経が優位になると、血管が収縮して血流が悪くなります。

ガチガチ肩甲骨《けんこうこつ》で自律神経が乱れることで毛細血管の劣化を招いていましたが、「肩甲骨リセット」で肩甲骨をほぐし、横隔膜を使った呼吸ができるようになると、劣化していた毛細血管をよみがえらせることができるということです。

体の末端にある全身の毛細血管に血液を流すには、毛細血管を開く時間をしっかり確保する必要があります。

血液は40～60秒で全身を一巡するといっても、毛細血管は全部をつなぐと9万9000kmもあるため、すべてに流すには、毛細血管自体をゆるめて、経路を開くことが大切なのです。

そのためにも、意識的に副交感神経のスイッチを入れる必要があるのです。

肩甲骨が硬いままでは、自律神経をコントロールできないため、そのスイッチを入れることができません。

だからこそ、「肩甲骨リセット」です。

肩甲骨をほぐして、横隔膜をよみがえらせる。

そして、深い呼吸ができる体を取り戻す。

いつでも副交感神経のスイッチを押せる体になれば、衰えてきた毛細血管をよみがえらせるだけでなく、毛細血管から酸素や栄養素を受け取る細胞も元気になります。

そして、気になる不調も解消されることになるのです。

第5章

まだある、「肩甲骨リセット」がもたらす、うれしい健康効果

ガチガチ肩甲骨から解放されると自律神経が整って朝までぐっすり眠れる

疲れているのに眠れない、眠りが浅くて疲れが取れない。

睡眠の問題は、最近よく取り上げられているテーマですが、**眠れない原因の一つは、自律神経のバランスがくずれて交感神経の働きが高まりすぎていたり、眠りを促すホルモンがきちんと分泌《ぶんぴつ》されていなかったりすること**です。

自律神経のバランスがくずれるのも、ホルモンが届けられないのも、もしかすると、ガチガチ肩甲骨が原因かもしれません。

睡眠は私たちの健康にとって大切な時間です。

なぜなら、私たちの体の修復・再生は眠っているときに行われているからです。

私たちの体を構成する約60兆個の細胞は、日中は交感神経と活動的になるホルモンの働きで、活発に動いています。

そして夜間になると、副交感神経と休息するためのホルモンの働きで、修復・再生モードに入ります。細胞は活発に動けば動くほどダメージを受けることになるので、リカバリーするためにはそれなりの時間が必要になります。

私のおすすめの睡眠時間は7時間。

長すぎても、短すぎてもよくありません。私が勤めているブリガム・アンド・ウィメンズ病院（アメリカ）の研究では、睡眠時間7時間の人に比べて、6時間以下の人たちと、8時間以上の人たちは、死亡率が15％も高いという結果が出ています。

メンテナンスのための時間が最も必要な体の部位が、全体の20％の酸素量、15％の血液量を使って、日中フルに稼働している脳です。睡眠中には、脳の細胞の修復・再生が行われる以外に、脳の整理が進み、記憶を定着させる作業も進みます。

ちなみに、修復・再生作業のさいに出てくる大量の老廃物の排出を行うのが、2013年に、アメリカのロチェスター大学メディカルセンターの学術チームが科学誌「サイエンス」に発表し、話題になった「グリンパティックシステム」。睡眠中の、特に最初のノンレム睡眠のときに、グリア細胞が収縮してすきまができ、その間を髄液《ずいえき》が流れて老廃物を流すというシステムです。

このシステムは、まだ動物実験の段階ですが、毛細血管と連動して動くことがわかってきています。人間の脳でもそうだとしたら、毛細血管の劣化がグリンパティックシステムにも影響してくるかもしれません。

睡眠は、精神面にも効果があります。

睡眠時間が不足すると、ちょっとしたことでイライラしたり、なんでもないことで気持ちがゆらいだりするようになります。これは、本来なら副交感神経が優位になるべきときに、交感神経が働いている可能性があります。

ぐっすり眠るためには、睡眠ホルモンであるメラトニンというホルモンの分泌を増やすことです。

その方法とは、日中にセロトニンをよく分泌することです。

セロトニンは、第3章で紹介したように、ノルアドレナリンやコルチゾールの暴走を止め、心を穏やかにしてくれるハッピーホルモン。そして、セロトニンはリズム運動をすることによって分泌されます。横隔膜をリズミカルに動かす呼吸法によっても分泌が促されます。

要するに、**「肩甲骨リセット」で横隔膜をしっかり動かす呼吸ができるようになると、睡眠の質を変えられる**ということです。さらにいえば、「肩甲骨リセット」で自律神経のバランスが整えられると、睡眠時に交感神経が優位になりすぎて眠れなくなることも少なくなります。

メラトニンの分泌を増やすためにセロトニンを分泌するのは、**セロトニンはメラトニンの原料**になるからです。セロトニンが増えれば、それだけメラトニンが増え、睡眠の質が高まることになります。

「肩甲骨《けんこうこつ》リセット」で深い呼吸ができるようになると、いつでも副交感神経のスイッチを入れることができるようになりますが、良質の睡眠を得るのが目的だとしたら、できるだけ日中にスイッチを入れ、**あらかじめセロトニンを増やしておく**ことをおすすめします。

細胞呼吸で代謝が高まり基礎代謝が上がると消費エネルギー増で太りにくい体になる

「肩甲骨《けんこうこつ》リセット」は、ダイエット効果も期待できます。

40歳を過ぎると、若いころと同じように食べていると太ってくるのは、年を取るとともに基礎代謝が落ちてくるからです。基礎代謝のピークは男性で18歳くらい、女性は15歳くらい。その後は、加齢とともに少しずつ落ちてきます。

基礎代謝とは、生きているだけで消費するエネルギーで、1日の総消費エネルギーの約6～7割を占めています。

太るか、太らないかはとても簡単で、摂取したエネルギーが消費したエネルギーより多ければ太るし、少なければ太りません。

要するに、やせたいなら食べる量を減らすか、消費エネルギーを増やすか。

暴飲暴食している人や糖質を大量にとっている人は別ですが、たいていは今の食生活を維持しながら、おなかまわりの脂肪を減らしたいと考えるでしょう。

だとしたら、**基礎代謝を上げること**です。

それを可能にするのが、「肩甲骨リセット」なのです。

深い呼吸ができるようになると、十分な酸素と栄養素を、健康な毛細血管を通して、細胞に届けられるようになります。

細胞呼吸が活発になると、それだけ基礎代謝が上がります。

また、**肩甲骨がほぐれて可動域が広くなると、日常動作で消費するエネルギーも増えます**。というのは、同じ動作にしても、大きく体を動かせるようになるからです。

脂肪を燃焼するという意味では、ミトコンドリア工場が正常に稼働することもポイントになります。脂肪燃焼に効果のある運動は、ジョギングやウォーキングなどの有酸素運動です。そのさいに使われるのは、ミトコンドリア工場でつくられるエネルギーになります。

ダイエットを考えている人にも効果があるのが、「肩甲骨リセット」なのです。

呼吸筋を鍛えることで姿勢改善。腰痛、ひざ痛のリスクも減る

「肩甲骨《けんこうこつ》リセット」には、正しい姿勢を身につける効果もあります。腹式呼吸は横隔膜、胸式呼吸は肋間筋《ろっかんきん》がメインに使われると紹介しましたが、呼吸にかかわる筋肉はそれだけではありません。

筋肉がある心臓や胃と違って、自力で動けない肺は、たくさんの筋肉によって動かされています。そして、息を吸うとき、吐くときそれぞれに異なる筋肉を使って呼吸という動作を行っています。

呼吸筋といわれる筋肉は20種類以上あります。

○息を吐くときに使われる主な筋肉

内肋間筋（肋骨《ろっこつ》と肋骨の間にある筋肉）

外腹斜筋（わき腹の表層部にある筋肉）

腹横筋（おなかまわりにコルセットのようについている筋肉）
内腹斜筋（外腹斜筋の内側にある筋肉）
腹直筋（おなかの前側にある筋肉。「6パック」になる筋肉）

○息を吸うときに使われる主な筋肉

胸鎖乳突筋《きょうさにゅうとつきん》（耳の下につながる首の筋肉）
斜角筋（肋骨を引き上げる筋肉）
僧帽筋《そうぼうきん》（背中の上のほうにある筋肉）
外肋間筋（肋骨と肋骨の間にある筋肉。内肋間筋の外側にある筋肉）
横隔膜（胸とおなかを仕切るようにある膜状の筋肉）
脊柱起立筋群《せきちゅうきりつきんぐん》（背中に縦に伸びる筋肉群）

首から背中、おなかの筋肉が総動員されているのがわかると思います。

こうした**呼吸に使われる筋肉は、インナーマッスルという体の奥のほうにある筋肉で、正しい姿勢を維持するために使われている筋肉**でもあるのです。

つまり、肩甲骨が硬くなって、呼吸が悪くなっているということは、これらの呼吸筋がしっかり使われない状態になりえます。当然ながら、ガチガチ肩甲骨で姿勢が悪くなっても、もとの正しい姿勢に戻すことが難しくなります。

「肩甲骨リセット」で横隔膜を使った呼吸トレーニングを行うのは、深い呼吸を身につけるためでもありますが、呼吸筋を刺激して目覚めさせるためでもあります。

そして、**腹式呼吸は、呼吸筋の筋力トレーニング**でもあるのです。

体の奥側にあるインナーマッスルを鍛えるトレーニングは、胸や腕、太ももなどの筋肉を鍛えるバーベルやダンベルを使った派手なトレーニングと比べると、とても地味なトレーニングです。

重さで負荷をかけるのではなく、回数で負荷をかけるのが特徴です。

その点、呼吸で鍛えるのは、とても適したトレーニングといえます。

そして気づいたら、正しい姿勢を維持する筋力を取り戻すことができています。

正しい姿勢とは、直立したときに、頭、肩、腰、ひざ関節が、一直線になることです。ガチガチ肩甲骨の人は、この姿勢がなかなかつくれません。姿勢をつくる筋肉が衰えていることと、背中が丸まった状態で硬くなってしまっているからです。

この姿勢が、あなたの腰の痛みやひざ関節の痛みを引き起こしている可能性があります。**頭を前に突き出した前かがみの状態でバランスを取ると、必要以上に首から下に負担をかけます。**というのは、重い頭を支えなければならないからです。

人間の頭の重さは、体重の約10％といわれています。体重60kgの人なら6kg、50kgの人なら5kgです。しかも、傾くとさらに負荷がかかります。30度傾くと3倍、60度傾くと4・5倍。30度は、だいたいスマホを眺めているくらいの角度になります。体重50kgの人なら、15kgの負荷がかかっているということです。

まっすぐに立てていればかからない負荷がかかるのですから、腰やひざに異変が起きても不思議ではありません。

正しくまっすぐに立つ。この当たり前の姿勢を取り戻すためにも、肩甲骨をほぐし、呼吸筋を鍛えることが重要なのです。

「肩甲骨リセット」でネコ背を改善すると、しつこい肩こり、首こりから解放される

肩甲骨をほぐせば、あなたを悩ませてきた肩こり、首こりからも解放されます。

男性2位、女性1位。

これは、厚生労働省の国民生活基礎調査（平成28年）の男女別有訴者ランキングにおける「肩こり」の順位です。日本人の多くの人が悩まされていることがわかると思います。


肩こり、首こりの症状に悩まされても、腰痛やひざ痛と違って、よほど症状がひどくない限り、整形外科や整体院、接骨院などに相談に行く人は少ないでしょう。おそらく、背伸びをしたり、たたいたり、マッサージしたりして一時しのぎをしていることが多いのではないでしょうか。

それでも、少しはらくになります。しかし、しばらくすると、また肩や首がこって

きて同じことをくり返す。原因が解決できていないのですから、当然です。

肩こりや首こりに悩まされるのは、そうして何度もくり返すことでストレスになり、こりを強く感じるようになるからです。そして、場合によっては痛みを伴うこともあります。また、こりや痛みを感じると集中力が途切れたり、意識が肩や首にいって判断力が鈍ったりするからです。

肩こりや首こりの原因は完全に解明されているわけではありませんが、一つはガチガチに硬くなっている肩甲骨が原因と考えられます。

ガチガチ肩甲骨でネコ背になると、前に出た頭を支えるために肩や背中の筋肉ががんばります。筋肉はがんばりすぎると血行不良になり、筋肉の細胞呼吸が低下し、筋肉内に疲労物質がたまるようになります。これが、肩がこるメカニズムです。

改善するには、肩甲骨をほぐし、ネコ背を改善すること。まさに「肩甲骨リセット」でできることです。

四十肩、五十肩の痛みから解放されたいなら「肩甲骨リセット」

肩の悩みで多いのは、四十肩、五十肩もそうでしょう。

「腕を上げようと思っても肩が痛くて上げられない」
「寝返りを打ったら肩に激痛が走って、それから眠れなくなった」
「毎朝、シャツに腕を通すのがつらい」

最初のうちは肩を動かすときに軽く痛みがあったり、違和感があったりする程度だったのが、何もしていなくても痛みを感じるようになったり、突然、腕が上がらなくなったりする四十肩、五十肩。

正式には、肩関節周囲炎と呼ばれます。

肩関節や肩まわりの筋肉が硬くなることで痛みが生じるのではないかと考えられて

いますが、はっきりしたことはまだわかっていません。

肩関節が肩甲骨と連動して動くことを考えると、肩甲骨《けんこうこつ》が硬くなることが四十肩、五十肩に影響を与えることは十分に考えられます。

予想できる理由の一つは、**肩甲骨が硬くなることで、肩まわりの筋肉が酷使されるから**です。もう一つは、**肩甲骨が開いたまま硬くなることで、肩関節に肩甲骨が接触する可能性があるから**です。さらには、肩甲骨周辺から肩関節にかけての毛細血管の血流が低下することも原因となりえるでしょう。

いずれにしても、ガチガチ肩甲骨が理由だとしたら、肩甲骨をほぐし、肩まわりに負担をかける姿勢を改善することが解決策になります。「肩甲骨リセット」で四十肩、五十肩の悩みも解消できる可能性があります。

ただし、四十肩、五十肩の場合は、痛みがあるときに動かしていい時期と動かしてはいけない時期があります。腕を上げるのもつらいときは、まずは専門医に相談してから「肩甲骨リセット」を始めてください。

肩甲骨がほぐれて呼吸が深くなると、見た目もお肌も若々しくなる

「肩甲骨《けんこうこつ》リセット」効果は見た目にも反映されます。

何よりまず、立ち姿が若々しくなります。

背中が丸まった前かがみの姿勢は、見るからに美しくありません。肩甲骨をほぐして、姿勢を維持する筋肉を呼吸で鍛えると、背すじが伸びたきれいな姿勢をつくれるようになります。

前かがみの姿勢が美しくないのは、背中の筋肉が前側に引っぱられた状態が続くことで、バストトップが下がったり、おなかぽっこりが目立ったりするからでもあります。姿勢が変われば、自然に解消する見た目です。

また、健康な毛細血管から栄養や十分な酸素が細胞に届けられることで細胞呼吸、新陳代謝が活発になり、**シミやしわ、たるみなどの肌のトラブルも解消される**可能性

があります。それだけでなく、自律神経をコントロールできるようになることで、自律神経のトータルパワーも上昇し、**自然と表情に自信が現れるようになり、笑顔も増える**ことになります。

肩甲骨が硬くなるという現象は、単に背中の可動域が狭くなって動きづらくなるとか、動きが小さくなるといったレベルでは済まされないことなのです。

肩甲骨が硬くなると、姿勢が悪くなるし、呼吸も悪くなります。

体のあらゆる不調の原因になる、自律神経の乱れや活性酸素の発生、細胞呼吸や毛細血管の劣化にもつながります。

だからこそ、ふだんは意識することがない肩甲骨の状態をチェックし、硬くなっていればほぐし、硬くなることで直接影響を受ける横隔膜を動かしておくことが必要なのです。

そのための方法が「肩甲骨リセット」。

誰にでもできる簡単な健康習慣です。

おわりに

ガチガチ肩甲骨《けんこうこつ》が、
さまざまな体の不調につながると考えられたことはなかったかもしれません。
もちろん、肩甲骨が硬くなったからといって、
本書で紹介したような症状が必ずしも現れるとは限りません。
しかし、肩甲骨が硬くなると、呼吸が悪くなったり、細胞呼吸が衰えたり、
毛細血管が劣化したりすることは最新の研究でわかっています。
ガチガチ肩甲骨をそのままにしていると、
やがて体のあちこちに不具合が起きる可能性があります。
症状が現れていなくても、肩甲骨をやわらかくすることは、
仕事、勉強、スポーツなど、

さまざまな分野でのパフォーマンス向上につながります。

横隔膜を使った呼吸ができるようになると、
いつでも副交感神経のスイッチを入れることができるようになります。

そうなれば、イライラやカリカリを鎮めることができ、
ストレスに強い、病気になりにくい体を手に入れられます。

肩甲骨はガチガチより、ゆるゆるのほうがいいのです。

呼吸は浅いより、深いほうがいいのです。

そのために始めたいのが、今すぐどこでもできる「肩甲骨リセット」。

今日から、あなたの健康のための新しい習慣にしていただければ幸いです。

最後に、本書執筆に当たって多大なる貢献をして頂いた、辺土名悟様、洗川俊一様に感謝の意を表します。

２０２１年５月　根来秀行

ハーバード＆ソルボンヌ大学の
最先端研究から考案！

肩甲骨リセット

2021年５月18日　第１刷発行

著　　者　根来秀行

編 集 人　辺土名 悟
編　　集　わかさ出版
編集協力　洗川俊一
装　　丁　下村成子
本文デザイン　木村友彦／G-clef
撮　　影　高橋昌也（fort）
モ デ ル　三橋愛永
校　　正　東京出版サービスセンター／荒井よし子
発 行 人　山本周嗣
発 行 所　株式会社文響社
〒105-0001　東京都港区虎ノ門２丁目２-５
共同通信会館9階
ホームページ　https://bunkyosha.com
お問い合わせ　info@bunkyosha.com
印刷･製本　株式会社光邦

ISBN 978-4-86651-376-8

本書は専門家の監修のもと安全性に配慮して編集していますが、本書の内容を実践して万が一体調が悪化する場合は、すぐに中止して医師にご相談ください。また、疾患の状態には個人差があり、本書の内容がすべての人に当てはまるわけではないことをご承知おきのうえご覧ください。